OSTEOPATÍA Y TENSEGRIDAD

Notas para dar el siguiente paso

Juan Pablo Leonfanti

Leonfanti, Juan Pablo

Osteopatía y Tensegridad : Notas para dar el siguiente paso / Juan Pablo Leonfanti. - 1a ed . - Ciudad Autónoma de Buenos Aires : Juan Pablo Leonfanti, 2020.

155 p. ; 21 x 15 cm.

ISBN 978-987-86-6249-7

1. Medicina Osteopatía. 2. Kinesiología. I. Título.

CDD 615.533

Contacto: juanleonfanti@gmail.com

A mi esposa y compañera.
A mis hijos, Inés, Manuel, Felipe y Julieta.
A mis padres. A mi familia toda.
Por su apoyo incondicional.
A los maestros que el camino me
ha regalado.

ÍNDICE

PRÓLOGO

"La Osteopatía está solo en su infancia, es un gran mar desconocido recién descubierto, y hasta ahora solo conocemos su oleaje en la costa."

A. T. Still

De un tiempo a esta parte, varios autores [30,35,41,42,58] han intentado, de distintas formas, responder las mismas preguntas: ¿Cuál es la relevancia del concepto de Tensegridad en Osteopatía? ¿Es un recurso técnico de tratamiento? ¿Es una herramienta de diagnóstico? ¿Es un concepto meramente teórico? ¿Tiene una aplicación práctica concreta? ¿En qué nos modifica en el día a día con el paciente?

Aprender es recorrer el sendero, es ir haciendo camino dejando que cada paso nos vaya moldeando, nos haga crecer. Todo lo que hemos aprendido hasta el día de hoy constituirá una virtud en tanto nos invite a ir un poco más allá, pero será también un límite si abrazamos un paradigma como certeza absoluta y no nos aventuramos a cuestionarlo, conformándonos con entender la complejidad que representa nuestro paciente según una única mirada. La ciencia siempre será un cristal indispensable pero sucio a través del cual nos asomamos a la realidad. Hay verdades que podemos ver a través del cristal y es preciso (y necesario) que así lo hagamos para ejercer nuestra profesión basados en la evidencia, pero debemos ser conscientes de que hay partes de la realidad que aún nos están vedadas. Los paradigmas tienden a hacerse invisibles, y aquello que fue concebido como una herramienta para acceder a un conocimiento, se convierte en un escotoma si no estamos atentos y dispuestos a agradecer su presencia, pero cuestionar su existencia acto seguido.

La Tensegridad impone una tarea ineludible: para entender su relevancia y reconocer su importancia más profunda para la Osteopatía, es necesario cuestionar primero hasta los mismos basamentos de esta profesión. No con afán de realizar una crítica destructiva y sin sentido, sino con una fuerte conciencia del momento histórico que atravesamos y un espíritu deconstructivista que sabe que no caminamos nunca dos veces la misma senda. Estas líneas, por tanto, no son más que el diario de un viaje, un conjunto de notas escritas con la única esperanza de que, así como el camino de otros tantos guió mis pasos, puedan humildemente servir de referencia para aquel que quiera adentrarse en la Osteopatía desde la mirada de la Tensegridad.

Creo importante aclarar que al comenzar a escribir este texto no tenía muy en claro si mi objetivo era un apunte, un cuadernillo o una tesis. Fue tomando forma como quien va uniendo puntos para que el dibujo vaya emergiendo. Los "puntos" no son míos, me he apoyado en el invaluable trabajo de investigadores dentro y fuera de la Osteopatía. Mi labor ha sido principalmente conectarlos y sumar una pequeña cuota de elaboración personal en base a una interpretación que, por propia, se reconoce sesgada. Finalmente, a modo de advertencia, no busco describir tal o cual técnica (no encontrará ninguna en estas páginas), sino describir la anatomofisiología desde una lógica que sea capaz de explicarlas todas.

MIRAR A TRAVÉS DEL ESPEJO
(Breve ensayo epistemológico)

¿Qué es la Osteopatía?

Esta pregunta en particular ha tenido que ser respondida seguramente en más de una ocasión por la totalidad de profesionales que ejercen esta profesión. Ya sea formulada por algún paciente, por algún otro profesional de la salud, algún familiar o amigo, nuestra capacidad de respuesta variará en función de qué tan profunda haya sido la búsqueda de resolver este mismo interrogante por cada uno de nosotros como osteópatas.

Creo que en esta como en otras tantas preguntas, las respuestas son solo un alto en el camino de quien anda buscando encontrarse. Un interrogante invita a salir al camino, mientras que toda certeza esconde el riesgo de caer en la quietud de la conformidad.

Existe una amplia gama de diversas respuestas. Usted podrá elegir la que mejor le siente. Jon Parsons y Nicholas Marcer en su libro *Osteopatía. Modelos de diagnóstico, tratamiento y práctica* [84] (texto que siempre recomiendo) han sabido recopilar varias de ellas, planteando incluso que se ha llegado en la actualidad a un punto en el cual se ha desistido de definir *qué es la Osteopatía* debido a que todo ensayo de responder a esta pregunta guarda un sesgo que siempre deja por fuera alguna de sus distintas facetas.

En la aventura de intentar entender y definir la Osteopatía les propongo una aproximación que es algo así como asomarse a la cocina para espiar al chef, en vez de simplemente sentarse a degustar el menú. Quedará en el lector la tarea de salvar el sesgo de mi propia mirada e intentar construir su propia respuesta. O mejor aún, profundizar la pregunta.

Ojalá sirva este apartado para aquel que con o sin formación académica en el área, busque saber (como yo también lo hago) qué es la Osteopatía, y si acaso nos atreviésemos, humildemente intentar vislumbrar hacia dónde va su sendero.

Andrew Taylor Still

En el año 1828 nacía en Jonesboro, Lee County, Virginia, Andrew Taylor Still, padre de la Osteopatía. Hijo de un médico y ministro de la Iglesia Metodista Evangélica, vivió su infancia alternando entre los distintos lugares a los que su padre era enviado como pastor misionero en la entonces frontera oeste de los EEUU. Recibió una educación de a ratos institucionalizada, de a ratos hogareña con profesores particulares y con intervalos de períodos en los que no tuvo la posibilidad de una ni otra.

En su autobiografía [77] da cuenta largamente de lo que fue su "vida de pionero en el oeste", cazando animales, algo holgazán y con fascinación por las armas. Interesado simplemente en poder intercambiar las pieles de los animales que cazaba por más pólvora y unas cuantas monedas.

Es interesante ver cómo el fundador de la Osteopatía da todo lujo de detalles de esta vida en contacto con la naturaleza, sus tiempos y sus lógicas, haciendo hincapié en que estos avatares lo ayudaron a forjar más adelante las bases mismas de la Osteopatía.

> *"Desde mi niñez he sido un estudiante del libro de la naturaleza"*
>
> A. T. Still

En esa misma línea, no deja de llamar la atención cómo en su autobiografía escrita en el año 1897, omite por completo con expresa intencionalidad, todo detalle de su formación superior y su entrenamiento en ciencia médica. Esto pone de manifiesto el deseo que tenía ya en aquel entonces de diferenciarse y alejarse lo máximo posible de la Medicina de su época, a la que le dedicaría en varios pasajes de sus escritos, críticas de toda índole.

La historia de los recién nacidos Estados Unidos de América marcó el contexto en el cual se desarrollaría la vida de Still y su familia, llevándolo de un lado a otro de la entonces frontera oeste. En 1844, estando la familia en Missouri, su padre predicaba que la esclavitud era un pecado, desoyendo la mirada de gran parte de la Iglesia que representaba, que se afanaba en profesar que la esclavitud tenía un justificativo evangélico. Esto claramente no cayó nada bien entre sus feligreses, y terminó siendo "gentilmente" reasignado, teniendo que mudarse a Kansas, a misionar entre los indios Shawnee. Las convicciones y la fuerza de carácter de su padre, capaz de ir en contra de los preceptos de su época, claramente se transmitieron al hijo, quien varios años después renegaría de su instrucción como profesional médico para buscar otras formas de asistir a sus pacientes.

Refiriéndose a aquellos años de su vida y a su experiencia con los indios Shawnee, Still escribiría años más tarde en su autobiografía: *"El tratamiento que los indios tenían para el cólera, no era mucho más ridículo que otros tratamientos usados por algunos de los llamados doctores de la Medicina científica"*. De esta manera, echaba por tierra los preceptos médicos que regían los tratamientos para entonces, y caracterizaba las técnicas que observaba en los Shawnee como rudimentarias. Sin embargo, toda la evidencia apunta a que probablemente Still haya omitido voluntariamente en este texto, los detalles de la influencia de esta cultura aborigen en su vida [90].

Su madre, Martha Moore de ascendencia escocesa, venía de una familia pudiente de la frontera que había sufrido los ataques de estos nativos americanos. Su padre, James Moore fue capturado por los Shawnee y vendido como esclavo, mientras que el resto de su familia fue asesinada tiempo después, siendo Martha la única sobreviviente. La verdad es que los Shawnee eran una tribu mayormente pacífica, pero no dudaban en pelear para defender a sus familias, sus tierras y su forma de vida de los ataques de los extranjeros que colonizaron la frontera oeste de los EEUU. Lo paradójico es que Martha terminaría años más tarde ayudando y enseñando junto a su esposo y a su hijo, en la misión de Wakarusa al remanente de Shawnee que se rehusaron a ser deportados. Por el lado de la familia paterna de A. T. Still la relación con los nativos americanos había sido completamente diferente. Su padre, Abraham Still, médico y reverendo, era hijo de Boaz Still, descendiente de ingleses y alemanes, y de Mary Lyda quien tenía mitad de su ascendencia holandesa y la otra mitad proveniente de otra tribu de nativos americanos: los Cheraw (más tarde conocidos como Lumbee). Por las venas de Andrew Taylor Still corría en parte, sangre aborigen.

Los Shawnee tenían un lenguaje muy avanzado, tanto oral como escrito. De hecho existen documentos que prueban que con la ayuda de los misioneros, lograron confeccionar su propio periódico incluso antes de la llegada de los Still a Wakarusa. Cuando Abraham Still arribó con su familia a la misión, la situación económica de su familia era por demás humilde. Las condiciones mediante las cuales había sido corrido de su antigua posición como reverendo por sus pensamientos abolicionistas, incluían una deuda de varios salarios que nunca le fueron pagados. Por ello la infancia de A. T. Still y la vida de su familia en esa época estuvo fuertemente vinculada a sobrevivir con lo que la naturaleza les daba, tal cual lo hacían los Shawnee. Seguramente por estos años de su niñez, el joven Andrew aprendiera que la mejor forma de vivir y mantenerse sano era estar en equilibrio con la naturaleza.

No hay duda de que Still hablaba, escribía y probablemente pensara en idioma Shawnee. Mencionaremos dos detalles que hablan de lo empapado que estaba en esta cultura. Por un lado, su hija Blanche, la única mujer de su segundo matrimonio, que nunca vivió en Wakarusa porque nació cuando A. T. Still y su familia ya vivían en Kirksville, era capaz de hablar y escribir en Shawnee. Lo que sostiene la hipótesis de que Still utilizaba este idioma cotidianamente y se ocupaba de enseñárselo a sus hijos e hijas. El segundo detalle que mencionaremos es una foto de A. T. Still que figura hoy en el Museo de Kirksville, en la que con su puño y letra firmó escribiendo junto a su nombre la palabra "hoconetnowa", que en idioma Shawnee significa "sanador" o lo que conocemos en otras culturas como "chamán". Con este término A. T. Still se refería a sí mismo. Las razones por las cuales todos estos datos fueron omitidos de su autobiografía probablemente radica en la necesidad de darle un carácter más científico a la Osteopatía, desligándola de cualquier influencia de los nativos americanos y resaltando su extensa investigación en anatomía y fisiología.

A sus 21 años, estando en Kansas, A. T. Still se casó con su primera esposa, Mary M. Vaughn, el 29 de enero de 1849. Mary fallecería diez años más tarde, el 29 de septiembre de 1859, dejándolo con tres hijos. Sería tal vez, el primer golpe que recibirían sus habilidades como médico, al sentirse incapaz de lograr sanarla. Un año más tarde, en 1860, se casó en segundas nupcias con Mary E. Turner con quien tendría cuatro hijos más.

Por esos años, Still tuvo un papel importante en la Legislatura de Kansas, en tiempos en los que se logró abolir, al menos legalmente, la esclavitud. Siguiendo la línea de pensamiento de su padre, participó activamente en este sentido. La proclamación de la ley para abolir la esclavitud tuvo fuertes repercusiones en la historia de los EEUU. Los confederados del sur que eran proesclavistas se levantaron en armas contra los del norte, dando comienzo así a la Guerra de Secesión que duraría hasta 1865. Still, que tenía desde pequeño experiencia en el manejo de armas de caza, peleó en el 3er Batallón de la 9na división de caballería de Kansas y luego, en 1862, organizó la milicia donde fue elegido Mayor del 18vo Regimiento. Para 1864, ya sobre el final de la guerra, fue enviado de nuevo a su casa. A su vuelta, Still relata ver que en el final de una guerra ganada contra la esclavitud, la gente era ahora esclava de otras cosas:

> *"...día y noche vi legiones de hombres y mujeres tambaleándose de aquí para allá, por todos lados, llorando por ser libres de hábitos de drogas y alcohol. (...) Encontré que la causa era la ignorancia de nuestras 'Escuelas de Medicina'".*

> A. T. Still

Efectivamente, la rudimentaria alopatía de esos años incluía la prescripción de calomel (cloruro de mercurio), quinina, whisky, opio y drogas que terminaban trayendo muchos pesares en nombre de la salud.

En la primavera de 1864, en una epidemia de meningitis murieron tres de sus hijos. Esto determinó un punto de inflexión en la mirada de su profesión médica que lo llevó a romper sin medias tintas con todo lo que le habían enseñado.

"Este libro está libre de citas de autores médicos, y difiere de la opinión de éstos en casi todas las cuestiones importantes. No espero tener su aprobación, eso sólo sería innatural e imposible"

(...)

"He pasado treinta años de mi vida leyendo y siguiendo los remedios de las reglas utilizadas para curar, y aprendí con tristeza que era inútil escuchar sus afirmaciones, ya que en lugar de mejorar, obtuve mucho daño. Rogué y obtuve un divorcio mental de ellos, y quiero que se entienda que las drogas y yo estamos tan lejos como Oriente lo está del Occidente; ahora y siempre. De ahora en adelante seguiré los dictados de la naturaleza en todo lo que diga o escriba." [78]

A. T. Still

Como hombre de fuertes convicciones religiosas debido a su formación y a la impronta que su padre había dejado en él, estos sucesos lo llevaron a preguntarse si en la enfermedad Dios había dejado solo al hombre a su suerte. La respuesta a la que arribó sembraría el germen de otra forma de ver la salud:

"Decidí creer que Dios ha puesto el remedio en el mismo material en el que el espíritu de vida habita."

(...)

"La Naturaleza nunca se queda sin los remedios necesarios."

A. T. Still

Si bien no lo menciona en su autobiografía, hay autores que describen que en estos años Still comenzó a experimentar con magnetismo y mesmerismo (ver Franz Mesmer -Alemania 1733-1815- "Magnetismo Animal"). Anunciándose a sí mismo en Missouri en 1865 como "Sanador Magnético". Volvió entonces al estudio de la anatomía de forma intensiva tomando como sujetos de estudio los cuerpos exhumados por él mismo de tumbas indias. *"Desenterraba los indios muertos y utilizaba su cuerpo para el bien de la ciencia"* (...) *"El fin justificaba los medios"*, escribiría de su propio puño y letra.

Finalmente el 22 de junio de 1874, se le ocurrió el término Osteopatía ("sensible a los huesos"), y comenzó a atender en Baldwin, Kansas. Fecha que hasta hoy todos los osteópatas recordamos celebrando nuestro día.

Pero ¿qué era lo que A. T. Still había descubierto? ¿En qué consistía este nuevo tipo de tratamiento? ¿En qué se basaba? ¿Qué era lo que luego de tanto tiempo invertido en el estudio intensivo de la anatomía, había logrado? Recorramos brevemente a partir de las propias palabras de Still, los principios fundamentales de la filosofía osteopática:

"El encontrar la salud debería ser el objetivo del doctor. Cualquiera puede encontrar la enfermedad"

A. T. Still

La clave de la cita es el uso de la palabra "encontrar" en vez de "dar", "otorgar" o "brindar". La Osteopatía no ve al paciente como un simple portador pasivo de una patología que asiste a una consulta para que le den algo que le falta, sino como un protagonista fundamental de su sanación, ya que la capacidad de curar reside en su propio organismo. El logro de la patología en todo caso, ha sido bloquear, suprimir, socavar esta capacidad inherente al propio organismo de generar y mantener su salud. El rol del osteópata es restablecer las condiciones necesarias para que el cuerpo del paciente exprese esta capacidad de AUTOCURACIÓN en su máxima capacidad.

"Primero el cuerpo material, segundo el ser espiritual, tercero un ser mental que es muy superior a todos los movimientos vitales y formas materiales, cuyo deber es manejar sabiamente este gran motor de la vida"

(...)

"Salud significa perfección y armonía no en una parte, sino en todo el cuerpo"

A. T. Still

La Osteopatía desde sus comienzos vio al paciente como Cuerpo, Mente y Espíritu, sin alejarse ni un instante de una concepción científica de la patología y la salud. Una de las virtudes de la Osteopatía ha sido el situarse en un punto de la ciencia (del latín *scientia*: conocimiento) en el que no hay dualidad, por raro y contradictorio que esto pudiese sonar. A diferencia del cientificismo, admite otras realidades y las conjuga no como ámbitos separados, sino como distintas expresiones del mismo ser. Espejo de esta unidad, es el cuerpo humano. El osteópata busca entender en la salud y en la enfermedad, la interacción de todas las partes de la maquinaria biológica. En tanto la enfermedad atomiza el cuerpo, el osteópata busca volverlo al estado natural, fisiológico, que implica la UNIDAD DEL ORGANISMO. Es necesario mencionar en este punto que en los últimos años existen líneas de pensamiento osteopático que han tendido a quitar la mención del término *espíritu* dentro del concepto de unidad, en pos de ganar, a partir de ello, un estándar más científico. El trasfondo de esta discusión es la eterna incógnita de cuál es la realidad última de la existencia del hombre. Para el padre de la Osteopatía era imposible excluir la dimensión espiritual de la existencia biológica, pero es entendible que en la diversificación cultural que supuso la expansión de esta ciencia (pluralidad de la que, por cierto, la Osteopatía se ha nutrido enormemente), otras formas de pensar hayan expresado su postura al respecto.

"El osteópata busca primero la perfección fisiológica de la forma (...) para que todas las arterias puedan transportar la sangre para nutrir y construir todas las partes"

"La LEY DE LA ARTERIA es absoluta, universal: debe ser ʹdesobstruidaʹ, o la enfermedad aparecerá"

A. T. Still

La salud empieza con la correcta perfusión del tejido y termina cuando ésta se encuentra alterada. El osteópata busca en su tratamiento devolverle al tejido su correcta dinámica de fluidos. Estos traerán la capacidad de autocuración de la mano del oxígeno, los nutrientes, los agentes del sistema inmune y el consecuente barrido de las toxinas y los desechos. Es el punto de partida indispensable y el requisito sin el cual no puede haber verdadera salud.

"...el filósofo que está buscando conocer sobre las leyes de la causa y el efecto, encuentra en sus viajes como explorador, que la naturaleza como causa construye con un sabio propósito"

A. T. Still

Existe una íntima relación entre el diseño y la función de cada parte del cuerpo, de modo tal que LA ESTRUCTURA DETERMINA Y GOBIERNA A LA FUNCIÓN. Una estructura alterada lleva a la aberración de la función, y con ésta a la eventual aparición del síntoma. El osteópata busca la alteración en el funcionamiento de la estructura y no simplemente el síntoma, que puede manifestarse lejos del origen real de la patología.

Estos son los pilares de la Osteopatía con la que A. T. Still se "divorciaba" de la Medicina tal como era entonces. Resulta interesante que él mismo use la palabra divorcio a fines del siglo XIX teniendo en cuenta lo peyorativo que esto sonaba, para manifestar este quiebre con la Medicina ortodoxa. Como era de esperarse, las consecuencias no se hicieron esperar. Al manifestar que *"Dios no usa drogas"* su imagen como médico cayó bruscamente y la Universidad de Baldwin que él mismo había ayudado a construir, le cerró las puertas. Fue rechazado por muchos sus colegas médicos y hasta tratado de blasfemo por ministros de su propia Iglesia.

En el otoño de 1876 (septiembre en el hemisferio norte) Still cayó enfermo de fiebre tifoidea, una enfermedad que lo dejaría imposibilitado de trabajar hasta junio de 1877. Esto derivó en una fuerte caída de la economía familiar y en que tuviera que, una vez repuesto, comenzar a atender a domicilio viajando y visitando varias ciudades y condados en Missouri entre los años 1880 y 1886, como Clinton, Holden, Harrisonville, Macon City y otras tantas. Lentamente el caudal de pacientes fue incrementándose y las finanzas de su familia volvieron a mejorar, pero fueron años duros.

Con la llegada de un mejor pasar económico, Still decidió dejar de viajar y que fueran los pacientes los que vinieran a él. Una de las ciudades que visitó en su práctica profesional fue Kirksville en el condado de Adair (Missouri), lugar donde finalmente asentó su práctica, por lo que la familia se mudó más tarde hacia allí. Durante esos años continuó ejerciendo e investigando solo, o con la ayuda de sus hijos que aprendían al verlo trabajar. Los ingresos familiares siguieron aumentando en proporción al aumento de las consultas que Still recibía. Si bien mayoritariamente ejercía en Kirkville, al extenderse su reputación y la fama de este nuevo método de tratamiento, retomó sus viajes pero manteniéndose cuanto menos una semana o más en las ciudades que visitaba debido a la cantidad de gente que debía atender.

Estando en la ciudad de Nevada, en 1892, a sus 64 años, un hombre le preguntó si podría enseñarle esta nueva forma de tratamiento a su hijo. Still, a pesar de que el joven no tenía una buena educación y su conocimiento de anatomía era nulo, aceptó y comenzó a instruirlo en los principios de la Osteopatía. Dio inicio así a un proceso que llevaría, junto con la llegada de otros tantos deseosos de aprender, a la fundación el 30 de octubre de 1894 de la "American School of Osteopathy" (ASO). Pero no fue sencillo. La Osteopatía que era hasta ahora fruto de un estudio personal, debería atravesar su primera metamorfosis. Fue necesario estructurar la enseñanza. Darle un método. Un dato que no figura en la autobiografía de Still, es la indispensable ayuda que recibió de Bill Smith. Sin él, la ASO probablemente no hubiese prosperado. Según la investigación de John O´Brien [83], Bill Smith, entrenado en Medicina en Edimburgo, Escocia, fue cofundador de la ASO, dando clases de anatomía y, más aún, "traduciendo" las explicaciones de Still en un lenguaje más científico. Así, Smith fue capaz de hacer evolucionar la Osteopatía más allá de las maniobras manipulativas y la curación magnética.

Si bien el nombre de Bill Smith no es mencionado en la autobiografía de Still, en el capítulo XI se detalla un extenso diálogo de mutua interpelación entre el propio Still y *"un médico que vino de Edinburgo, Escocia"* para investigar la Osteopatía. Este pasaje del libro es a mi entender una joya para quien quiera entender la lógica osteopática, ya que en este ida y vuelta de preguntas y respuestas se deja ver la clave del razonamiento clínico de Still. Para la noche de ese mismo día en el que se conocieron, una amistad se había forjado y Bill Smith había acordado con A. T. Still dictar un curso de anatomía a sus alumnos durante ese invierno. Smith fue probablemente el catalizador que Still necesitó para estructurar la enseñanza de la Osteopatía, dando los primeros pasos hacia una forma más académica de impartir el conocimiento.

En los comienzos de la ASO, la carrera duraba 2 años, y era necesario aprobar Anatomía con una calificación de 9 (nueve) para poder cursar el segundo año. Más adelante, la llegada de los hermanos Littlejohn a Kirksville, el llamado Reporte Flexner, y el intento de incluir en la currícula de la carrera materias propias de la formación médica que dieran pie a la prescripción de medicamentos (que representaban en sí mismo una marcha en contra de los axiomas que el propio Still hubiera establecido en sus comienzos), serían los primeros episodios de una batalla por el corazón mismo de la Osteopatía. Disputa que en sus consecuencias y con matices, perdura aún en nuestros días.

John Martin Littlejohn

Ocurrió que en otoño de 1892 un joven inglés que era ministro reformista de la iglesia presbiteriana llamado John Martin Littlejohn, se registró como estudiante en el Columbia College de Nueva York (luego denominado Universidad de Columbia) para iniciar sus estudios en Ciencias Políticas. La vida de J. M. Littlejohn, como veremos, estaría íntimamente ligada al crecimiento de la Osteopatía.

Si bien venía de una exitosa formación en sus años de juventud, con premios de todo tipo, su carrera como ministro había tenido un fuerte revés, al haber sido despedido en 1888 del único puesto que tuvo como clérigo en la comunidad de Creevagh en Irlanda.

John M. Littlejohn nunca terminó de presentar su tesis en la Universidad de Columbia. En cambio obtuvo su PhD en la poco prestigiosa National Night University en el año 1895 (institución que cerraría definitivamente sus puertas en 1909). Allí refiere haber asistido a cursos de capacitación para dentista, farmacia y Medicina homeopática. Aparece en su CV el haber recibido entrenamiento médico en sus años en la National Night University pero la licencia para la formación de estudiantes en Medicina de esta institución fue revocada dos veces por la Junta de Salud del estado de Illinois, caracterizándola como "la peor escuela de Medicina del Estado de Illinois". De hecho, al cerrarse dicha universidad en 1909, parte del cuerpo docente y alumnado pasó a la Escuela de Medicina Homeopática Dunham de Chicago, lo que John M. Littlejohn aprovechó para hacer figurar en su CV que su formación había sido allí, cuando en realidad sus años de cursada fueron entre 1897 y 1898.

Debemos tener en cuenta que nos encontramos en tiempos en los cuales no había un control minucioso sobre las instituciones que daban una formación médica. Por lo que tanto el programa de estudio, las instalaciones, la capacitación de los docentes y la validez del propio título otorgado, tenían un cierto sesgo de relatividad dependiendo del renombre o no que tuviese la institución o los contactos políticos que tuviesen sus dueños, que lograban la habilitación para la enseñanza.

Según John O'Brien, tres cosas podemos afirmar respecto de John Martin Littlejohn. Primero: su indudable valor académico, pero decepcionante fracaso como ministro presbiteriano en Irlanda. Segundo: su sed de conocimiento y deseo de estudiar sin un correcto enfoque en una carrera determinada. Tercero: su inhabilidad para convertir su investigación en una tesis subsecuente de nivel aceptable, amparada en su incapacidad de mantenerse enfocado en un tema específico, detalle que trajo consecuencias a lo largo de su vida.

En 1897, a raíz de una recaída en su enfermedad hemorrágica de garganta, que acarreaba desde más joven, John M. Littlejohn hizo una visita al consultorio de Andrew T. Still en Kirksville. Aparentemente, según nos cuenta John O'Brien en su libro "John Martin Littlejohn, un enigma de la Osteopatía", esta visita no solo fue beneficiosa para su garganta sino que determinó un cambio de dirección en su estudio. Dejó la National Medical School en Chicago (que dependía de la National Night University) e ingresó en la American School of Osteopathy.

Por su parte, la American School of Osteopathy en los años 1896 y 1897 tuvo un significativo aumento de su alumnado, en tanto intentaba realizar cambios en su currícula que eran solicitados por la Legislatura del Estado de Missouri para darle la acreditación como escuela de Medicina. Acreditación estatal que lograría en 1898, de la mano del nuevo gobernador Lou Stephens y del invaluable aporte que hizo en este sentido a la ASO, una vez más, Bill Smith. Fue durante esta gran demanda de alumnos y nuevos espacios curriculares que Still, impresionado por las credenciales que John M. Littlejohn ostentaba, tomó la decisión de incluirlo en su cuerpo docente.

Seguidamente ingresaron en la ASO sus dos hermanos, David y James, para actualizar el contenido curricular, incluyendo más ciencia médica. Vale destacar que James Littlejohn había asistido a la Escuela de Medicina Anderson en Glasgow (Reino Unido), mientras que David había recibido su entrenamiento médico en EEUU. John M. Littlejohn entró en la ASO como profesor de Fisiología en febrero de 1898. Su hermano James, el de mayor formación en ciencias médicas, ingresó unos meses más tarde como profesor de Cirugía, Histología y Patología, seguido de David Littlejohn quien se desempeñó como profesor de Química y Salud Pública.

Vale mencionar que más allá de los múltiples títulos en diversas áreas de estudio con los que contaba John M. Littlejohn, su capacitación para desempeñarse como docente en la ASO consistía en un curso de pregrado en Fisiología que había cursado durante el año académico anterior en la National Medical School, dependiente de la National Night University.

De los tres hermanos, James fue quien más fuertemente se comprometió, probablemente debido a su entrenamiento médico, en reestructurar la formación osteopática hacia una formación médica más clásica y ortodoxa. Gracias a estas reformas, la ASO triplicó su número de graduados para 1898, y casi septuplicó ese número con la promoción de 1899. La pequeña escuela casi familiar que Still había montado tenía ahora la envergadura de una gran institución. Sin embargo, el precio que había pagado era la incorporación de un contenido médico en su formación que se oponía al pensamiento originario de Still, lo cual no era visto con buenos ojos por todos.

Para completar la imagen histórica del momento que se vivía, debemos tomar en cuenta que 1898 fue el año en que William Gardner Sutherland (padre de la terapia cráneo sacra) ingresó en la ASO, egresando en 1900, por lo que hubo de haber tenido como docente de Fisiología a John M. Littlejohn. Para ese entonces, Still tenía 70 años y su autobiografía publicada por primera vez en 1897, donde renegaba literalmente de la Medicina ortodoxa que lo había formado, era entregada como material de lectura a cada nuevo alumno de la escuela. En esa época, según relatan Parsons y Marcer, ya existían 12 escuelas osteopáticas que sumaban un total de 700 alumnos.

Por su parte, cualquiera fuera la capacitación que John M. Littlejohn tuviera al momento de ejercer como profesor de Fisiología, algo pareciera ser seguro: La Osteopatía lo había cautivado de manera tal que dejó de lado todo el resto de sus estudios para meterse de lleno en esta nueva tarea. En julio de 1898, habiendo ingresado en la ASO como profesor de Fisiología en febrero de ese mismo año (es decir, sólo 5 meses después), viajó a Londres donde dio una ponencia para miembros de la Sociedad de Ciencia, Letras y Arte, titulada *"Osteopatía en línea de sucesión apostólica con la Medicina"*. Volvió a presentarse en 1899 y en 1900. Estas charlas son consideradas como el desembarco de la Osteopatía en el Reino Unido. Asimismo, junto a Charles Hazzard (un osteópata que se había formado también en tratamientos de movimientos rítmicos) colaboró en la noción de *irritación nerviosa* que podría afectar e influenciar la función de un órgano determinado, proponiendo en este sentido que se podía estimular o inhibir el nervio irritado a través de presión física desde su centro vasomotor. Trabajó también con Carl McConnell y sus hermanos, proponiendo que las lesiones eran el origen del debilitamiento del sistema inmune, haciendo al individuo más propenso a enfermarse.

Tantos cambios (la currícula, las investigaciones, la nueva concepción de la lesión, y la dirección misma que estaba tomando la ASO a manos de Bill Smith y los tres hermanos Littlejohn) comenzaban a molestar a varios de los primeros osteópatas, más ortodoxos y reticentes a esta evolución. John O´Brien nos dice que llegaron a irritar al mismo Andrew Taylor Still que sin embargo, al menos en un primer momento, no hizo nada al respecto, ya que estos cambios eran posiblemente incentivados por sus hijos Charlie y Harry Still, quienes veían el beneficio económico que les redituaba las ASO a partir de la acreditación estatal lograda gracias a los cambios en el programa de formación.

Es entendible la sensación de incomodidad que sentía Andrew T. Still. A lo largo de los libros que nos dejó, se pueden leer pasajes enteros que rozan lo que bien podría ser una homilía sobre la Osteopatía, la salud y el veneno que las drogas de entonces representaban. Todo tiene un tono bíblico y se incluyen varias cuasi parábolas en las que la Osteopatía lucha contra la enfermedad y logra éxitos donde la Medicina ortodoxa no hace más que fallar. Entre líneas se plantea una suerte de contradicción entre la fundamentación casi teológica de la salud y la mirada anatómica, fisiológica y biomecanicista con la que se analiza el cuerpo humano, al punto tal de encontrar en un mismo libro frases como: *"La Osteopatía es una ciencia que analiza al hombre y encuentra que él es parte de la inteligencia Divina"* y *"...los estudiantes de Osteopatía deben demostrar la verdadera ley del éxito en el combate contra la enfermedad como pensadores e ingenieros que están bien calificados para conducir al cuerpo humano de la enfermedad a la salud".*

Nuevamente, según las palabras de O´Brien, para Still era un concepto central para la salud el que hubiese una verdadera y sana coexistencia de la religión y la Medicina. Para ser más claros: el trabajo del osteópata recae en remover "la obstrucción" y dejar que Dios a través de la naturaleza haga el resto.

Durante 1899, año en el que William G. Sutherland terminaba de cursar su primer año y comenzaba su segundo y último año de curso, una serie de sucesos lograrían que John M. Littlejohn (tan sólo dos años después de ingresar como profesor de Fisiología a la ASO) llegara a dirigirla. Lo que ocurrió fue que David Littlejohn se casó con Mary Forbes, hermana de la esposa de Bill Smith. Durante la luna de miel, Hulett, el decano de la ASO renunció y John Martin Littlejohn asumió para reemplazarlo.

Para ese entonces John M. Littlejohn cortejaba sin éxito a la joven Blanche Still, la hija menor del mismísimo A. T. Still. Se narra una anécdota algo divertida que pinta de punta a punta por qué Blanche no veía a su pretendiente para nada tentador. El regalo que J. M. Littlejohn le dio para su 21º cumpleaños no fueron flores ni nada parecido, sino un set de enciclopedias. Teniendo muchos otros pretendientes probablemente más carismáticos, Blanche Still elegiría casarse al año siguiente con un osteópata más joven de nombre George M. Laughlin, quien era un ferviente defensor de una mirada de la Osteopatía mucho más vinculada a sus orígenes y por tanto a las ideas de su propio padre. Sería lógico pensar que un ya viejo A. T. Still haya visto con mejores ojos el casamiento de su hija con un osteópata que pudiera mantener vivo su legado bajo unos principios filosóficos diplomáticamente más cercanos a los de su suegro, sin alterar la esencia de su creación.

La mejora institucional y principalmente económica que tuvo la ASO gracias a los cambios que los hermanos Littlejohn y Bill Smith llevaron adelante, lejos de ponerlos en la más alta estima de A. T. Still o acercarlos a su círculo íntimo, sellaría su futuro alejamiento. El único que más tarde volvería a acercarse a la ASO y sería nuevamente recibido sería Bill Smith, que compartía con Still un vínculo que era anterior a la llegada de los hermanos Littlejohn.

El casamiento de Blanche Still en abril de 1900 no es un mero dato social, marca un hito que representa la paradójica posición de John M. Littlejohn, quien siendo el decano de la ASO, no fue invitado al casamiento. Probablemente consciente de esta situación, ya había comenzado a pensar en retornar a Gran Bretaña.

La disyuntiva entre los caminos que la formación que impartía la ASO debía tomar llegó al punto cumbre cuando James Littlejohn, profesor de cirugía mayor, propuso construir y equipar dentro de las instalaciones de la ASO un sanatorio post-quirúrgico en el que se pudieran llevar a cabo cirugías menores y mayores. La construcción se hizo sin que Andrew T. Still tuviera conocimiento alguno de esto. Cuando fue invitado a la inauguración del mismo, Still finalmente tomó cartas en el asunto: Bill Smith y los tres hermanos Littlejohn fueron despedidos. Smith, quien hubiera sido pieza fundamental en la creación de la ASO, debió dejar la escuela de forma inmediata. David Littlejohn, en enero de 1900 y James y John M., en junio de ese año (al final del ciclo lectivo, recibiendo ambos docentes la titulación en Osteopatía). A partir de entonces, la ASO volvió a los principios más primordiales de la formación en Osteopatía que impartía Still y se alejó, al menos por un tiempo, de la integración con materias de Medicina ortodoxa.

John M. Littlejohn, expulsado y con un fuerte resentimiento hacia la familia Still, retomó su curso de Medicina homeopática que había interrumpido al ingresar como docente a la ASO, ahora en la Dunham Medical School (1902) que como hemos mencionado, absorbió a su antigua universidad al momento de cerrar sus puertas.

Los hermanos Littlejohn, John, James y David, cofundaron en Chicago en el año 1900 el American College of Osteopathic Medicine and Surgery, conocido luego como el Littlejohn College of Osteopathy (LCO). John M. fue su presidente, profesor de Fisiología y de Osteopatía. James estuvo a cargo de las materias Cirugía, Ginecología y Obstetricia. David además de figurar como secretario, fue también profesor de Química, Urología y Salud Pública. La carrera duraba también dos años combinando Osteopatía y Cirugía. Nótese que en el mismísimo nombre original de la institución figuraba la palabra "cirugía". James estaba determinado a que los estudiantes tuvieran una formación en Medicina ortodoxa y cirugía. La mirada de John M., sin embargo, era mucho más parecida a la idea original de Still.

Inicialmente la capacitación en cirugía se ofreció como un postgrado que duraba un año, y unos años más tarde fue integrada a los contenidos de la carrera, extendiéndose la carrera de dos a tres años de duración en 1903.

En 1904, el hermano menor de los Littlejohn, David, había perdido su interés en la Osteopatía y su figura no era de peso en la escuela. En tanto, los objetivos de James y John M. Littlejohn se separaban cada vez más.[34] La imagen que cada uno de ellos tenía de lo que la formación en Osteopatía debía ser comenzaba a tener marcadas diferencias y esto iría solo en aumento. Sin embargo, para 1905, se habían graduado ya 114 estudiantes de su escuela. La LCO no sólo proponía una formación en Osteopatía con contenido de materias médicas y cirugía, sino que cuestionaba el credo esencial de la lesión osteopática vertebral como origen de toda patología. El principio cardinal era el "ajuste". Cualquier "desajuste" era la base de la función anormal. Este desajuste podía presentarse en el campo de lo estructural, el ambiente, la dieta, el trabajo y hasta en la propia mente del paciente.

La LCO como institución lidiaba con problemáticas en dos frentes distintos, estaba presionada por un lado por la Illinois Medical Board para acreditarse definitivamente como escuela de Medicina, y por otro lado, era amenazada por la ASO de ser vetada como escuela de Osteopatía por enseñar materias médicas. La tensión entre estas escuelas poseía un claro tinte personal. La rivalidad entre los hermanos Littlejohn y los hijos de Still era muy fuerte. No fue tan así con Bill Smith, que sería perdonado por la familia Still y volvería a dar clases en la ASO al poco tiempo. En el horizonte asomaba un enemigo en común a ambas escuelas. El Reporte Flexner, escrito en 1909 por Abraham Flexner (1866-1959), un egresado de la Universidad Johns Hopkins en Baltimore (una de las universidades de mayor renombre en el ámbito médico incluso en nuestros días) y publicado en 1910, analizó las instituciones educativas del área biomédica de EEUU y Canadá, bajo una lente de estilo alemán y de basamento científico. Para Flexner los abordajes inespecíficos "ilegítimos" que se ofrecían en muchas escuelas (como las de naturopatía, homeopatía, quiropraxia y Osteopatía) competían con el verdadero paradigma científico de investigación y educación de las grandes universidades.

La publicación de este reporte marcó un hito en la expansión de las llamadas Medicinas alternativas, colocando una vara a la medida de las grandes universidades. Aquellas instituciones que quedaban afuera de las "aprobadas" por el Reporte Flexner tenían dos destinos posibles: desaparecer o aceptar las modificaciones para acercarse a la lógica científica de la Medicina ortodoxa, significando el final para un gran número de instituciones que se jactaban de dar formación médica. Así, la mayoría de las escuelas homeopáticas desaparecieron, sólo dos en Nueva York y Filadelfia sobrevivieron. Como bien lo describe O´Brien, esto no sólo afectó el status de las escuelas de Medicina de la época, sino que marcó con su vara qué dirección académica tomarían a lo largo del siglo XX.[22]

El reporte sirvió también de catalizador para el devenir de la figura de John M. Littlejohn como presidente de su propia escuela. En diciembre de 1909, le tocó el turno a la LCO de ser evaluada por Flexner y sus colaboradores. Fue catalogada como poco menos que una simple empresa que ni siquiera intentaba disfrazarse de escuela. El laboratorio de química fue el único punto que se rescató.

Como consecuencia de los cambios edilicios y el giro más que necesario que se debía dar como institución, una delegación del cuerpo docente de la LCO le solicitó a John M. Littlejohn que reaplicara (reconcursara) para ser el presidente de la LCO. El objetivo real era abrir la posibilidad de proponer a James, que ostentaba una formación mucho más adecuada para la escuela. Es fundamental entender la influencia que tuvo la homeopatía en el concepto osteopático de John M. Littlejohn, así como también lo hizo su formación temprana como ministro reformista presbiteriano. Su mirada y concepción de la salud y la enfermedad, estaba más cerca de la visión de Still que de la de su hermano James, que no tenía esa impronta religiosa y sí una fuerte formación académica en Medicina. Al realizarse la votación la conclusión fue evidente. El cuerpo docente eligió a James para reemplazar a su hermano.

John Martin entendió esta jugada como una traición de su hermano, renunció y rompió todo vínculo con James. Esta ruptura nunca más sanaría. John M. Littlejohn volvió a Gran Bretaña para nunca más hablar con él. Su devenir estaría íntimamente vinculado con la historia misma de la Osteopatía en Inglaterra, formando parte de la British Osteopathic Association (BOA, entidad hermana de la AOA, que incluso llegó a presidir en 1925 1926, antes de renunciar motivado por exigencias políticas), y fundando la British School of Osteopathy (BSO), siendo el alma y motor de ésta incluso en los momentos de mayor conflicto.

En lo que a la LCO concierne, tanto John como James vendieron su parte a un consorcio de colegas de Illinois. Se creaba así el Chicago College of Osteopathy bajo la dirección de McConnell, teniendo a James Littlejohn como subdirector. Si bien en un primer momento el Chicago College of Osteopathy dejó de lado el contenido médico y abandonó todo interés en lograr para sus egresados una licencia médica, el Reporte Flexner traería consigo muchos de los cambios que James buscaba.

Aunque solamente ocho escuelas osteopáticas fueron aceptadas como escuelas de Medicina según el Reporte Flexner, muchos osteópatas vieron esta inclusión y al reporte en sí mismo como un golpe a la mirada tradicional de la Osteopatía impartida por el propio Still. La American Osteopathic Association llegó incluso a exigirle a sus socios que renunciaran a su membresía por prescribir medicamentos. Pero el cambio de época era inminente. La farmacología había logrado grandes avances y ya no era la misma. Con el advenimientos de nuevas drogas sintéticas como el Salvarsan (1910), el Prontosil (1935), la Penicilina y la Estreptomicina (en la década de 1940), la Osteopatía que originalmente desde el pensamiento de Still invocaba el hecho de que Dios no usaba drogas, comenzó a dar marcha atrás en su postura. Para el año 1929 todas las escuelas acreditadas en la American Osteopathic Association (AOA), incluían de forma *obligatoria* materias de contenido médico y para 1936 todas las escuelas de Osteopatía implementaron reformas para convertirse en Escuelas de Medicina Osteopática. El Chicago College of Osteopathy por su parte, el antiguo Littlejohn College of Osteopathy, comenzó a otorgar a sus alumnos licencias médicas en 1957.

William Gardner Sutherland

Como hemos mencionado, un testigo privilegiado de la historia de John M. Littlejohn y su relación con Andrew T. Still, su familia y la ASO, fue William Gardner Sutherland quien recibiría su diploma de osteópata el 28 de junio de 1900. No fue el mejor de su clase, ni siquiera un alumno que sobresaliera del montón (tengamos en cuenta el florecer de alumnos que vivía la ASO entonces, en su camada de primer año, Sutherland tenía 161 compañeros).

Su relación con Andrew T. Still siempre fue impersonal según él mismo nos cuenta.

Escuchó hablar por primera vez de la Osteopatía siendo un joven periodista del Austin Daily Herald y fue gracias a la mejoría que esta nueva rama de la Medicina logró en su hermano Guy Sutherland, que William focalizó todo su interés en investigar sobre la misma. Como buen periodista, viajó hasta Kirksville e indagó más a fondo hablando con alumnos y docentes de la ASO. Al volver estaba convencido de que ése era su camino. Trabajó doce meses más en el diario y en agosto de 1898 finalizó su vida de reportero con unas últimas líneas publicadas bajo el título "Nuevos mundos que conquistar". Se mudó a Kirksville y comenzó sus estudios.

Rememorando los años de su infancia en los que su padre lo mandaba a escarbar la tierra para cosechar papas, Sutherland diría: *"Sólo hemos escarbado un la superficie de lo que el Dr. Still vio en la ciencia de la Osteopatía. ¡No nos relajemos! ¡Hay que seguir escarbando!"*. Inmerso en la filosofía osteopática, mientras estudiaba su último año en la ASO, en una de las tantas mañanas mientras iba a clase, se detuvo frente a la vitrina del salón norte. En ese instante, según nos narra Adah Strand (su segunda esposa) en su libro *Los dedos que piensan* [75], William focalizó su atención en la colección de huesos de Still, particularmente en las articulaciones del cráneo. *"Estaban articulados de manera que se podía ver la perfecta relación entre ellos, aunque estaban ligeramente separados unos de otros"*. Así, mirando los biseles de las articulaciones del esfenoides le vino un pensamiento: *"Biselado como si fueran las agallas de un pez, como si estuvieran ahí para permitir un mecanismo respiratorio"*. Instantáneamente descartó la idea. La rechazó de plano. Todo lo que le habían enseñado le decía que era imposible, ya que la propia ASO enseñaba que una vez desarrollados los huesos del cráneo se fusionan. Pasarían muchos años y eventos en sus vida antes de que volviera a darle importancia a esa idea que, claramente, si bien oculta, seguiría rondando en su mente.

En 1905 se casó y dos años más tarde nació su hija Alice. Fue elegido presidente de la Asociación de Osteópatas de Minnesota, siendo en 1920 elegido como delegado oficial de la misma para la 1ra Cámara de Delegados de la AOA. Su matrimonio no prosperó y terminó en divorcio. Su ex esposa se fue a vivir a la costa oeste llevándose a su hija. Ese distanciamiento con Alice fue un dolor que cargó durante mucho tiempo e intentó incesantemente mantener una relación con ella vía correspondencia. Recién volverían a reencontrarse siendo Alice ya adulta.

Volvió a casarse el 22 de mayo de 1924 y junto con su segunda esposa, también osteópata ella, decidieron pasar su luna de miel en Kirksville para asistir a las Bodas de Oro de la Osteopatía (hacía ya 7 años del fallecimiento de Andrew T. Still).

En todo este tiempo, esa idea de la movilidad del cráneo rondaba sus pensamientos. Él la negaba y hacía todo lo posible para probar que no podía ser. Lejos de buscar justificar su idea, la puso a prueba tanto como pudo. Volvió a todos los textos estudiados, buscando allí alguna pista que hasta ahora hubiera estado escondida. Reexaminó y evaluó todo lo que ya había aprendido, introduciéndose en un laberinto en el que toda salida abría una puerta a otra pregunta.

Al comparar los distintos procesos de osificación de la base y la bóveda craneana, siendo uno cartilaginoso y el otro membranoso, concluyó que el resultado mecánico era la flexibilidad entre estos elementos anatómicos. Surgió entonces la hipótesis de un mecanismo al servicio de esta movilidad del cráneo: la "tensión recíproca membranosa". Comenzó a diseñar aparatos que le permitieran investigar los efectos del trabajo sobre el cráneo. Así terminaría por construir un casco con el objetivo de lograr comprimir el 4to ventrículo. Pero no aceptó las evidencias de sus experimentos fácilmente. Encontró entonces en los textos de un científico ruso ("A basis for the theory of medicine", de Aleksej D'mitrievič Speranskij) un sustento para su teoría de fluctuación del líquido cefalorraquídeo.

Recién en septiembre de 1929 (29 años después de esa mañana frente a la vitrina de Still), en Redwood Falls, Minnesota, con la excusa de hablar de técnicas para un paciente en cama, habló de su estudio de la movilidad craneal. Por supuesto, nadie le prestó atención.

En 1930 envió un escrito al respecto a la universidad donde estudió, cartas a sus colegas y al Sanatorio Still-Hildreth de Macon, Missouri, contándoles sobre sus investigaciones. Nuevamente nadie mostró interés alguno.

Al año siguiente, finalmente, la Asociación Osteopática del estado de Minnesota publicó un escrito suyo en el Northwest Boletin que generó un eco lo suficientemente significativo para que en la Convención de la AOA de 1932 en Detroit se le solicitara presentar todo el material referido a su investigación sobre el cráneo. Solo siete personas asistieron a su ponencia. Claramente, el momento histórico no era el más propicio para presentar una teoría que no sólo contradijera los conceptos anatómicos médicos sobre el cráneo, sino que fuera una novedad en un ámbito como el de la Osteopatía que se esforzaba por alcanzar los estándares médicos ortodoxos requeridos luego del Reporte Flexner.

Muy lentamente comenzaron a aparecer, sin embargo, algunas interconsultas de otros osteópatas que, faltos de capacidad para resolver la sintomatología de sus pacientes, les recomendaban a estos como última opción intentar con la terapia que Sutherland les ofrecía. Era "la especialidad de William Sutherland" y nadie se interesaba en formarse en ella. En 1939, publicó su libro "The Cranial Bowl" [73] del cual se vendieron muy pocas copias. Al año siguiente, le solicitaron "discutir" su libro en una convención osteopática, pero debido a las protestas que suscitó esta futura presentación entre aquellos osteópatas que rechazaban las ideas de Sutherland, la invitación que recibió fue dada de baja. Recién dos años más tarde, y gracias a la intervención del Dr. Raleigh S. Mc Vicker, a quien conoció en Denver y quien le dio el respaldo médico que parecía necesitar, en la convención anual de la AOA de ese año, la terapia craneosacra fue recibida exitosamente por sus colegas osteópatas.

En 1946 se creó la Osteopathic Cranial Association, lo que marcaría un signo de los tiempos venideros. De la mano de otras personalidades que se acercaron a la Osteopatía y en especial a la terapia craneosacra, su práctica comenzó a difundirse y a evolucionar. Pero aún queda "tierra por escarbar". Muchos son los espacios en blanco por llenar. Si bien el mismo William Sutherland planteó como componentes claves del Movimiento Respiratorio Primario: la movilidad de los huesos del cráneo y el sacro, la tensión recíproca de la duramadre espinal y craneal, la movilidad del SNC y las fluctuaciones del LCR [69], nunca terminó de inclinarse por ninguna de las posibles hipótesis respecto de su origen. Llegó incluso a afirmar que tal vez nunca seríamos capaces de conocerlo en verdad. Muchos de los que vinieron después impusieron sus teorías, que durante algún tiempo fueron tomadas como válidas, pero la verdad sea dicha, no hay aún una respuesta concisa a esta incógnita.

La brecha entre Hoy y Mañana

He elegido estas tres personalidades de la historia de la Osteopatía y no otras tantas que probablemente también deberían figurar para completar un estudio histórico y epistemológico del surgimiento de la Osteopatía. Esto crea un sesgo en la narrativa y orienta intencionalmente hacia mi propia concepción de lo que creo que es y abarca esta ciencia. Probablemente, de ser otro el encargado de escribir estas líneas, habría hecho hincapié en cuestiones diametralmente distintas de las que he elegido mencionar. Por lo que, una vez más, invito al lector a tomar la iniciativa y sumarse al trabajo.

Mi intención no ha sido escribir la historia completa de la Osteopatía, que es por cierto mucho más extensa, sino intentar, a partir de estos breves relatos con nombres propios, hechos, fechas y lugares, entender el germen, la filosofía y las tensiones que circundaron su nacimiento. Entiendo, a la luz de este tiempo que nos toca atravesar, que esta tarea es de vital importancia, ya que nos encontramos en un punto de inflexión que abarca no sólo a la Osteopatía, sino a la Medicina toda [79].

A mi entender, el problema en definir la Osteopatía es que no es un concepto estanco. Crece. Evoluciona. Por lo que cada texto sobre ella es fruto del momento, el lugar y la cultura donde ha sido escrito. Los invito a caracterizar la Osteopatía a partir de los aportes de estos tres hombres, pero a sabiendas de que obtendremos una imagen perfectible y estática de una realidad que es dinámica.

Hechas las salvedades, la Osteopatía se nos presenta como una idea de diagnóstico y tratamiento surgida de la mente de un médico que vivió en la frontera oeste de los EE.UU. del siglo XIX, decepcionado con el ejercicio de una Medicina ortodoxa y rudimentaria e influenciado a su vez por una cultura aborigen con fuertes lazos con el orden natural, que ahondó, dentro de las posibilidades de su época, hasta lo más profundo del conocimiento anatómico y fisiológico, amalgamando filosofía y ciencia. Esta idea creció y se diseminó por el mundo llevada de la mano de quienes, incluso sin entenderla del todo o faltos de formación médica, veían en ella verdades e interrogantes que necesitaban ser tanto ensañados como dilucidados. La Osteopatía se vinculó entonces con médicos, hueseros, terapistas manuales, investigadores y cualquiera que quisiera acercarse a entenderla y expandirla más allá de sus límites, incorporando nuevas formas de abordaje y tratamiento, convirtiéndola en un crisol de métodos y técnicas que siendo diferentes entre sí responden a una misma idea que se repite en todas las definiciones que se han dado de ella: *devolverle al paciente las condiciones necesarias para que la Naturaleza, proveedora de toda salud, pueda actuar.*

¿Qué papel le cabe a la Tensegridad en todo esto? El osteópata Thomas George Dummer, en su libro *A textbook of Osteopathy* [86], dividió la historia de la Osteopatía en cuatro etapas, denominando a la primera de ellas como "Formativa y de desarrollo". Bien podríamos situar aquí como figura principal a A. T. Still. El padre de esta nueva ciencia, había pasado gran parte de su vida estudiando y profundizando sobre la anatomía y el funcionamiento de esta maquinaria llamada ser humano, dotándola de un conocimiento científico a la par de un basamento filosófico. Pero a la hora de impartir su saber, requirió de interlocutores que pudieran decodificar sus enseñanzas y darle estructura. En sus escritos sólo hay pinceladas respecto de las técnicas de tratamiento o sobre cómo debe ser el abordaje terapéutico. Sus primeros estudiantes tendían a manipular todo lo que podían, para no pasar nada por alto. Dummer ubica esta etapa entre 1874 y 1900/1910. No es casual que el fin de esta primera etapa se dé en la primera década del siglo XX, años en los cuales las investigaciones de distintos osteópatas (entre los que se encontraba J. M. Littlejohn) y finalmente el Reporte Flexner, suscitaron un cambio radical en la comprensión de esta nueva ciencia.

La segunda etapa, denominada "Período estructural mecánico", abarca los años entre 1900/1910 y 1950/1960 y, si bien hubiésemos podido elegir otro representante de estos años, la figura de John Martin Littlejohn encarna en sí misma mucho de lo que dicha época significó para la Osteopatía. Esta fue esparcida en estos años por EEUU y Europa (principalmente en Inglaterra y Francia) y tuvo que lidiar y crecer con los aportes de profesionales y terapistas manuales de distintos orígenes sin perder su esencia. John Martin Littlejohn es la viva imagen de este proceso. Con una formación rudimentaria en ciencia médica y tal vez queriendo aparentar más títulos de los que realmente tenía, se convirtió en un gran divulgador de la Osteopatía, aportándole toda su capacidad como docente y como investigador. Comulgó con el pensamiento de Still y lo llevó al siguiente nivel, incorporando la idea de "desajuste" que sumaba a la lesión vertebral la posibilidad de que el origen de la lesión osteopática se encontrase en el entorno, la alimentación e incluso la mente y las emociones.

Otra forma de tratar al paciente venía gestándose. Si bien la Osteopatía había hecho abundante uso de las técnicas manipulativas, la diversidad de terapias manuales y de profesionales que se acercaban a ella comenzaba a cambiar el paradigma del abordaje terapéutico. Para Dummer, comienza entre 1950/1960 y se prolongaría hasta 1975, una nueva etapa llamada "Craneal-Funcional". Si bien sería imposible narrar los sucesos que caracterizan estos años sin mencionar a Jones, Mitchell, Bowles y otros tantos profesionales que hicieron sus aportes para el desarrollo de las técnicas funcionales, he querido hacer hincapié en un periodista devenido en osteópata que creyó que había más en la Osteopatía de lo que incluso sus mismos colegas querían aceptar. La vida de William Gardner Sutherland nos llama a desafiar lo que conocemos, lo que hemos aprendido, e ir en la búsqueda de lo que es impensado hasta hoy. Nos enseña a defender una idea atacándola desde todos los ángulos posibles, porque así se construye el pensamiento científico. Fue un inconformista en lo que a explicaciones refiere, prefirió decir "no lo sé" con certeza, a vender sus preguntas al paradigma de la época. Ésta, creo yo, debería ser una característica que todo osteópata debería ostentar: estar siempre a la búsqueda y desafiar con mentalidad científica al paradigma de turno.

Así, con pequeños fragmentos de la vida de estos tres hombres, podemos recorrer los primeros pasos en el desarrollo de la Osteopatía. Para Dummer existe una etapa más, la que estamos transitando, la del "Retorno holístico al origen". No hay desperdicio en ninguna de las palabras que eligió para nombrarla. La idea de *retorno* nos lleva a entender el crecimiento como un movimiento cíclico. No nos alejamos indefinidamente de donde partimos, sino que en tanto avanzamos nos reencontramos con nuestro punto de salida. Atención, esto es muy distinto a "retroceder". Es un reencuentro. Es volver a pasar por donde estuvimos y vernos crecidos, lo suficiente como para entender las huellas de nuestros primeros pasos con una profundidad que antes no tuvimos. El crecimiento de la Osteopatía la llevará a reescribir sus principios, sus fundamentos. No porque estos estuvieran mal y sea necesario cambiarlo todo, sino porque hemos crecido en conocimiento y esto no solo significa que sabemos positivamente más cosas, sino que entendemos también todo lo que aún nos falta.

No es un retorno cualquiera, es *holístico*. Se acaban las diferencias y las distancias. Ya no está el osteópata que trabaja de forma estructural, el que lo hace usando técnicas funcionales o viscerales o craneales. El perfil profesional del osteópata deja a un lado lo que antes fueron distintas escuelas y posee un arsenal de herramientas terapéuticas más amplio. Podrá por preferencia personal inclinarse más hacia uno u otro tipo de técnicas, pero no niega ninguna y tiene la vocación de conocerlas todas, porque en su continuo estudio del ser humano, entiende que es más lo que ignora que lo que sabe.

Y la vuelta no es a cualquier punto de nuestra historia. Nuevamente Dummer, que interpretó a la perfección el movimiento es espiral ascendente que implica un aprendizaje, nos lleva al punto de *origen*, a la concepción misma de la Osteopatía. Tal vez incluso antes de que Still la bautizara con este nombre. Es un punto de creación. El instante previo al inicio de la línea de tiempo. ¿Qué diría Still de su descubrimiento si supiera todo lo que nosotros sabemos hoy? ¿Seguirían siendo cuatro sus principios? ¿Volvería a bautizarla como "Osteopatía"? ¿Se dedicaría ahora a escribir libros con descripciones detalladas de las técnicas osteopáticas? ¿Qué haríamos nosotros en su lugar? Porque estamos, de hecho, en su lugar. Nos toca una responsabilidad histórica. Debemos darle a la Osteopatía un nuevo puntapié inicial.

Es mi más profunda convicción que hoy en día, para llevar a cabo cualquiera de todas las tareas propias de este "Retorno holístico al origen", para redefinir y más aún, *resignificar* la Osteopatía, debemos entenderla desde la mirada de la Tensegridad. De no hacer esto, estaremos deteniendo el ciclo de crecimiento y no lograremos avanzar a la siguiente fase evolutiva de esta ciencia.

El motor de la fisiología que siempre hemos buscado potenciar, que crea la salud y merced a su merma es tomado por la enfermedad; esa fuente de toda la capacidad de autocuración que tiene el organismo humano; esa causa última del funcionamiento de esta maquinaria compleja que es el hombre, es *su diseño*. Es su más sutil anatomía. Porque Anatomía como Still la concebía, era también Fisiología, era Química, Histología, Biomecánica. Hoy, sin ninguna duda, el siguiente paso en la comprensión de la Osteopatía es la Tensegridad: razón de la unidad del organismo, de las vibraciones que crean comunicación y salud, de la perfecta interocepción y, por tanto, de todo lo que implica estar en homeostasis.

<h1 style="text-align:center">LA TENSEGRIDAD</h1>

Origen

Tensegridad es un término creado por Richard Buckminster Fuller, un hombre nacido en Milton, Massachusetts en el año 1895 que gracias a la creatividad de sus diseños logró marcar una época y codearse con personalidades de la talla de Albert Einstein y un sinfín de pensadores contraculturales. Etimológicamente, representa la contracción de las palabras "Tensional-Integrity" (integridad tensional) y, si bien el origen del vocablo nunca ha estado en duda, la autoría de la idea en sí misma no es tan fácil de explicar.

Durante el verano del año 1948 en el Black Mountain College, una universidad de avanzada con formación interdisciplinaria centrada en el arte situada en Carolina del Norte, EE.UU., un ya afamado Richard B. Fuller se cruzó en la vida de un joven estudiante llamado Kenneth D. Snelson. En esos primeros años post Segunda Guerra Mundial la fama de Fuller iba en un vertiginoso ascenso, aunque no siempre había sido así. Su vida no fue sencilla. De carácter brillante pero transgresor, fue expulsado de Harvard en su segundo año por lo que nunca obtuvo un título, pero encontró sin embargo en la escuela de candidatos a oficiales de la Academia Naval un lugar donde se valoraba su habilidad técnica y su esfuerzo. En 1917 se casó con Anne Hewlett y luego de la Primera Guerra Mundial, Fuller y su suegro formaron una empresa de construcción. Las crisis financieras entre los años 1920 y 1930, el fracaso de la compañía y el fallecimiento de su joven hija, marcaron un punto tan bajo en su vida que la idea del suicidio cruzó su mente. En vez de sucumbir ante ella, abrazó una utopía: cambiar el mundo a través de una *ciencia del diseño* que le permitiera a la humanidad perfeccionar el uso de los recursos. Si bien ninguno de sus proyectos (entre los que se destacan una casa hexagonal y un vehículo aerodinámico de tres ruedas) fueron un éxito, sus diseños le dieron fama de pensador dispuesto a romper con los paradigmas de su época. Sus estudios sobre industrialización global y uso de energía publicados en 1938 en la revista *Fortune*, junto con su invento del Mapa Mundial Dymaxion y sus experimentos con estructuras esféricas a fines de la década de 1940, le valieron un puesto en la Oficina de Guerra Económica durante la Segunda Guerra Mundial como jefe de la división de ingeniería mecánica. Al finalizar la guerra, su invención de la cúpula geodésica lo colocó en la cresta de la ola.

Es de esperar que su figura como pensador visionario y docente carismático seguramente haya cautivado a Snelson que escuchó atentamente sus exposiciones sobre modelos geométricos ese verano. Poco tiempo después, luego de sumergirse en el estudio de estructuras tridimensionales y habiendo diseñado diferentes esculturas, Kenneth Snelson creó la primera pieza de arte tenségrico: la "X-column". Cuando le mostró su creación a Fuller, éste se dio cuenta que había encontrado algo que buscaba hacía tiempo y que estaba implícito en muchos de sus diseños previos, pero que su alumno había logrado llevar un paso más allá.

En las palabras del mismo Buckminster Fuller:

> *"Durante 21 años, antes de conocer a Kenneth Snelson, había estado saqueando los conceptos de Tensegridad. (...) A pesar de mi descubrimiento, denominación y desarrollo de la geometría vectorial multidimensional y la Tensegridad tridimensional, no había podido descubrir Tensegridad simétrica multidimensional de cuatro, cinco y seis ejes."*

Según relata Valentín Gómez Jáuregui en su excelente trabajo *Controversial Origins of Tensegrity* [72] (del cual he tomado la cita que antecede), Fuller reconoció en un principio la autoría del descubrimiento a Snelson, pero luego de un tiempo acuñó el término "Tensegridad" (1955) y dejó que la gente pensara que era su invención. Esto desataría una disputa que duraría más de 30 años.

Por si faltara algo a esta historia, más o menos para la misma época, David Georges Emmerich, un arquitecto e ingeniero originario de Hungría sobreviviente de los campos de concentración alemanes de Auschwitz, Flossenburg, Dachau y Esslinger, de forma completamente independiente creó una escultura que dio en llamar *"structures tendues et autotendants"* (estructuras de tracción y autoportantes, en francés). La pieza era una perfecta representación de Tensegridad.

La "X-column" de Kenneth Snelson dificilmente hubiera existido sin la figura de Buckminster Fuller y su desarrollo previo sobre geometría vectorial multidimensional, del mismo modo que Fuller le debe seguramente a Snelson el haber llevado sus ideas a un nivel superior que tal vez él nunca hubiera alcanzado por sí solo. La Tensegridad fue, en este caso al menos, producto de la interacción de estas dos mentes. Emmerich, en cambio, encontró su inspiración en el arte soviético de principios del siglo XX. Efectivamente, en el libro *Art of the Baltics: The Struggle for Freedom of Artistic Expression under The Soviets, 1945-1991* [76], en el que los autores Alla Rosenfeld y Norton T. Dodge se adentran en las expresiones artísticas que se dieron como manifestaciones de la búsqueda de libertad bajo el final del dominio soviético, se hace mención a un artista de nombre Kärlis Ioganson (apellido también escrito como Johansen dependiendo el autor) miembro del grupo "Green Flower" que luego de la Revolución Rusa de 1918 buscaron nuevos horizontes creativos llamándose a sí mismos *Constructivistas*. Se describe en este texto (que incluye un registro fotográfico) una exposición de nueve obras bajo la título *"Gleichgewicht Konstruktion"* (equilibrio de la construcción, en alemán) que datan de 1921 en la que se observan barras conectadas por cables con una enorme similitud a lo que crearían Snelson y Emmerich casi tres décadas después. Las esculturas de Ioganson, sin embargo, no pueden catalogarse como tenségricas ya que carecen de pre-stress, una característica fundamental y definitoria de la Tensegridad, por lo que actualmente a los diseños de este autor se los denominan *"proto-tenségricos"*.

En definitiva se contabilizan tres patentes: Buckminster Fuller obtuvo la suya el 13 de noviembre de 1962, David Georges Emmerich el 28 de septiembre de 1964 y finalmente Kenneth Snelson el 16 de febrero de 1965.

¿Por qué Snelson fue el último en lograr la patente? La respuesta es que a fines de 1949, Fuller le escribió una carta a su alumno convenciéndolo de que su nombre quedaría en la historia, pero pidiéndole que por un tiempo permaneciera en el anonimato. Su reconocimiento llegaría recién en 1959 y fue debido a la insistencia con la que Snelson instó a su antiguo profesor a que así lo hiciera. En su exposición de ese año en el MOMA (Museum of Modern Art, Nueva York) Buckminster Fuller mencionó a Kenneth Snelson como quien *le asistió de forma extraordinaria* en su descubrimiento. La verdad es que si bien el reconocimiento fue por de más escueto, bastó para que públicamente se le diera crédito por su creación, y aunque esto no finalizó la discusión, Snelson continuó con su trabajo.

Desde entonces se han hecho grandes avances para obtener los detalles sobre la geometría y la matemática implicadas en la Tensegridad, constituyendo un campo que aún hoy sigue en estudio.

Características y propiedades

¿Qué define a una estructura tenségrica?

Los elementos prototípicos que la componen son dos: *unidades de compresión* que se hallan vinculadas unas a otras gracias a la presencia de un *cableado* que, con la tensión correcta, crea el balance de fuerzas que estabiliza la estructura y le da integridad. De esta manera, y según la mirada de Buckminster Fuller, los elementos de compresión se vuelven islas en un océano de tensión. Su construcción no requiere andamiaje ya que por su diseño, la figura va emergiendo sobre sí misma. Utilizan una cantidad mínima de material que es distribuido e interconectado con un nivel máximo de eficiencia mecánica, lo que le da la capacidad de distribuir las tensiones y la carga a través de toda su extensión provocando que la estructura funcione como un todo sin puntos débiles a nivel local. Finalmente, merced a su diseño de geometría vectorial multidimensional es capaz de vibrar transfiriendo la carga mecánica a lo largo y ancho de su anatomía.

Resulta fundamental volver sobre el hecho que para que la relación entre los elementos de compresión produzca integridad tensional (Tensegridad) el nivel de stress de base que debe poseer ese cableado tiene que ser el correcto, por eso las figuras creadas por loganson en 1921 no pueden ser consideradas tenségricas, ya que no poseían el suficiente pre-stress. Es esta característica la responsable de gran parte de la maravilla del diseño tenségrico: la capacidad de balancear sus fuerzas internas. Tal como lo advirtiera Kenneth Snelson en su estudio sobre el arte de la tejeduría, los vectores de fuerza de la estructura *se anulan entre sí* merced al cambio de dirección que sufre el cable articulado con el elemento compresivo. Por cada acción (vector), existe una reacción (un contra vector) de forma tal que la figura se estabiliza.

> *"En una estructura tenségrica, toda la red de tensión es externa a las barras de compresión, de tal manera hay una estructura endoesquelética con fuerzas compresivas que empujan hacia afuera contra la tensión superficial".*[85]

Kenneth Snelson

En esa red de tensión externa constituida en las figuras de Snelson por un único cable que cambia una y otra vez de dirección, otrora profundo en la estructura, otrora más superficial, existen tres distintas funciones según la porción del cable en la que pongamos el foco. Se las denominan de la siguiente manera:

-"EDGE": definen la esquinas y lados de cada uno de los módulos que forman la estructura. En la mayoría de los diseños, son los puntos y tramos de menor tensión.

-"DRAW": son las líneas de tensión que tiran los módulos que forman la estructura uno hacia el otro.

-"SLING": suspenden los módulos entre sí trabajando en oposición con las líneas DRAW.

Esta misma lógica de anulación de vectores de fuerzas se mantiene cuando el diseño es más complejo y posee varios módulos (como en el caso de una columna, por ejemplo). Es preciso alternar figuras geométricas de giro hacia la derecha con otras de giro inverso para lograr que cada módulo anule la tensión del anterior. La resultante de las fuerzas internas de la estructura debe ser cero para que haya balance. Las "rotaciones horarias y antihorarias" o alternancias de diseños "derechos" e "izquierdos" son un principio binario básico de las estructuras tenségricas complejas, sean bi o tridimensionales.

Kenneth Snelson exploró esta relación de tensión-contratensión, derechos-izquierdos, horaria-antihoraria como una forma de entender la Tercera Ley de Newton sobre acción y reacción, trabajando con magnetos. En estas obras de su colección no se pueden observar elementos de compresión ni cuerdas en tensión por lo que no podríamos decir a simple vista que no son diseños tenségricos, sin embargo son una muestra clara de otro tipo de líneas de fuerza que se acoplan y anulan haciendo a la integridad del conjunto, solo que en este caso la tensión no está a la vista materializada en una cuerda. Estamos hablando de líneas de fuerzas invisibles que componen un campo magnético por lo que, al igual que en una estructura tenségrica típica hecha de módulos que distribuyen la tensión en un sentido y luego en otro encadenados de forma tal que sean capaces de crear integridad tensional, la alternancia de polaridades magnéticas balancea las líneas de fuerza del campo magnético creando una estructura estable. Debemos entonces estar muy atentos ya que a veces la Tensegridad es invisible a los ojos (diría tal vez el Principito).

El artículo publicado en 1998 por Robert Connelly y Allen Back, ambos pertenecientes a la Universidad de Cornell, llamado *Matemáticas y Tensegridad* [56], nos aporta otra perspectiva complementaria a la descrita anteriormente. Connelly, en ese entonces profesor y presidente del Departamento de Matemáticas, y Back, director del Laboratorio de Computación Instruccional del Departamento de Matemáticas, postulan que cada estructura tenségrica puede ser modelada matemáticamente como una configuración de puntos o vértices que satisfagan distancias simples de compresión, describiendo cómo mientras los cables mantienen en los vértices una tensión de acercamiento, los elementos de compresión los mantienen separados. Esto implica dos hechos fundamentales: primero, que una estructura que posee integridad tensional al ser deformada absorbe o da energía pudiendo ser analizada por lo tanto desde un punto de vista termodinámico, ya que en estado de reposo la tensión basal es almacenada como *Energía Potencial*; segundo, que dependiendo de su comportamiento frente a la deformación se determinará si posee o no la característica de *convexidad*. En el caso de una estructura tenségrica tridimensional convexa, la tensión de base o energía potencial siempre es la *mínima* que puede poseer, ya que cualquier deformación absorbe energía aumentando la tensión. La razón matemática de este fenómeno se encuentra en que la función que calcula la energía en el sistema está compuesta por polinomios cuadráticos con coeficientes positivos. No desespere...

Recordemos que toda función exponencial describe una parábola, lo que podría describirse como una curva en forma de "U". Lo que plantean estos autores es que una figura tenségrica que posea la característica de ser *convexa* tiene su tensión de reposo siempre en el punto más bajo de dicha parábola. Cualquier estímulo mecánico sobre dicha figura la llevará a moverse en la gráfica siempre ascendiendo en la curva, aumentando el nivel de *Energía Potencial* contenida en la estructura. Si esto no sucede, es decir, si existe una forma de deformar la figura en la que ésta disminuya su tensión de base, pues entonces el diseño no posee la característica de *convexidad*. Si una estructura tenségrica convexa es forzada a salir de su punto de reposo aumentando su energía potencial, al finalizar el estímulo que genera la deformación, responderá espontáneamente intentando volver a la base de la parábola, transformando esa *Energía Potencial* excedente en *Cinética*. De no poder hacerlo, la figura tenségrica quedará en un estado aberrante de tensión aumentada a la espera de otro estímulo que le permita volver a su equilibrio.

El desembarco de la Tensegridad en la Biología Celular

Podemos rastrear trabajos introduciendo el concepto de Tensegridad en Medicina hasta el año 1981, en una publicación con el título *Rol de la lámina basal en la desorganización neoplásica de la arquitectura tisular* [10]. Su autor, un estudiante del Yale College de nombre Donald E. Ingber comenzaba a vislumbrar una estrecha relación entre arquitectura y fisiología celular.

> *"Es posible que la forma física tridimensional del tejido pueda ella misma servir para regular la forma y orientación celular a través de la trasmisión de fuerzas de tensión y compresión características de su configuración arquitectónica".*
>
> *Donald E. Ingber*

Muchos otros autores comenzaron también a estudiar sobre este concepto importado de las ciencias del diseño, encontrando estructuras biológicas que parecían replicar el funcionamiento tenségrico. En el año 1985, Harish C. Joshi, Robert E. Buxbaum y Steven R. Heidemann [28], de la Universidad de

Michigan, utilizaron la lógica de integridad tensional para explicar cómo las células nerviosas extienden sus neuritas, remarcando el papel de los microtúbulos y los microfilamentos como elementos de compresión y de tensión, respectivamente.

> *"Nuestra información sugiere que los microtúbulos (...) están bajo compresión, soportando la tensión de la red de actina."*

> *"Tratamientos que despolimerizan los microtúbulos (...) causan retracción de las neuritas, lo que sugiere que los microtúbulos soportan tensión estando bajo compresión."*

En 1993, Donald Ingber trabajando ya en ese entonces en el Departamento de Patología y Cirugía del Hospital de Niños y Escuela de Medicina de Harvard en Boston, escribe para el "Journal of Cell Science" su artículo titulado: *Tensegridad Celular: definiendo nuevas reglas de diseño biológico que gobiernan el citoesqueleto* [13]. En este texto describe de forma clara, concisa y muy didáctica el comportamiento del citoesqueleto como estructura tenségrica y sus implicancias en el diseño biológico. Destaca en sus líneas cómo los biólogos celulares y moleculares tienden a pensar localmente en sus estudios, mientras que el citoesqueleto actúa globalmente. Asimismo, plantea como hipótesis que la matriz extracelular debía mirarse como una extensión del citoesqueleto, y que la lógica de estructuras de integridad tensional podría utilizarse también a nivel molecular.

Siguiendo esta última línea de pensamiento, en la Universidad de Padua, Italia, fue publicado en diciembre de 2002 por Giuseppe Zanotti y Concettina Guerra un artículo llamado *¿Es la Tensegridad un concepto unificador del plegado de proteínas?* [27], donde se explica cómo las más de 16000 estructuras de proteínas globulares conocidas para el año 2001 podían formarse a partir de un número pequeño de formas básicas de plegado de su cadena de aminoácidos. Los autores destacan en su trabajo que la estabilización de las estructuras terciarias y cuaternarias creadas por las fuerzas electroestáticas utiliza de los principios de Tensegridad, emulando los principios de estabilización de campo que Kenneth Snelson utilizó en su trabajo con magnetos.

En junio de 1994, Ingber publicaría otro artículo (en el "Biophysical Journal" esta vez), bajo el título de: *Control de la mecánica del citoesqueleto a través de la matriz extracelular, la forma de la célula y la tensión mecánica* [53]. En este estudio pudo corroborar empíricamente lo que los modelos tenségricos de la célula predecían en sentido teórico. El citoesqueleto aumentaba su tensión en proporción directa al estrés aplicado, comprobando que estos cambios no eran dados por cambios en presión osmótica o hidrostática, sino porque la matriz extracelular inducía vía integrinas de membrana la formación de vínculos moleculares dentro del citoesqueleto, generando modificaciones estructurales en el mismo.

En este sentido, podemos encontrar un estudio de Ingber sobre células endoteliales de mayo de 1997 titulado *Control geométrico de la vida y muerte celular* [7] en el que se constata que la desconexión inducida farmacológicamente de la MEC deriva en la iniciación de un programa de apoptosis de las células adyacentes. Este control de la apoptosis dependiente de la adhesión de las células a la MEC se probó que es mediada por señalización "integrinas dependiente", quedando en evidencia la existencia de programas genéticos que se disparan a partir de la información que ingresa a la célula ya no a través de mediadores químicos, sino a través de una red de comunicación de tensiones mecánicas entre su citoesqueleto, las integrinas de membrana y la MEC [8].

La Tensegridad no se agota en el plano celular, tisular, o muscular, sino que es en realidad una lógica de diseño de sistemas que la naturaleza aplica desde el nivel atómico hasta el de los seres vivos, relacionando e interconectando todos los estratos intermedios entre sí de forma tal que cada uno de ellos es parte de una jerarquía de diseño. En los años 2000 y 2008, el mismo Ingber publicaría dos artículos referidos a *El origen de la vida celular* [15] y

Autoensamblaje guiado tenségricamente: de moléculas a células vivas [17], respectivamente, que sellarían esta nueva mirada de la evolución de la vida en la Tierra, poniendo a la Tensegridad como el instrumento de diseño por excelencia de la Naturaleza capaz de inspirar una nueva ingeniería [9].

REDESCUBRIR LA OSTEOPATÍA

Un Universo geométrico

*"Para encontrar los misterios del Universo, hay que
pensar en términos de energía, frecuencia y vibración"*

Nikola Tesla

Tres cualidades se observan en una estructura tenségrica: un diseño en el que se combinan figuras geométricas simples (triángulos, pentágonos, hexágonos), una tensión de base o pre-stress que mantiene la cohesión de la figura y una capacidad estructural de soportar cargas mecánicas como un *todo* al transmitir vibracionalmente el stress a lo largo, ancho y profundo de su anatomía. Como veremos más adelante, este último punto es fundamental, por lo que vuelvo a destacar: *vibrar* es una capacidad inherente a toda estructura que presente integridad tensional. La forma en la cual lo haga será distinta en cada caso ya que dependerá íntegramente de su propia geometría. El diseño y la vibración le otorgan a la materia una firma única y distintiva.

Buckminster Fuller veía en la Tensegridad las mismas leyes que rigen al Universo: equilibrio, balance, movimiento. En todos los planos de la estructura interna de la materia encontramos tensiones buscando su balance en una geometría multidimensional, lo que no es otra cosa que Tensegridad en su expresión más pura. El cuerpo humano no es ajeno a esta realidad. Huesos y músculos, contenido y continente, fibras y sustancia amorfa de la matriz extracelular, microtúbulos y microfilamentos, cadenas de aminoácidos y fuerzas débiles estabilizando la conformación terciaria y cuaternaria de las proteínas, electrones de carga negativa en orbitales cuantizados y un núcleo con carga positiva en constante atracción, protones que se repelen entre sí en un espacio ínfimo y gluones manteniendo la cohesión [81]. Todo en el Universo es tensión y balance, y el resultado de este movimiento constante de fuerzas es una onda, una vibración.

El Universo es un interrogante que hemos intentado responder desde tiempos inmemoriables. Aunque entender de dónde viene todo lo que existe, o si es que hay o no un propósito, o preguntarnos si somos el resultado del azaroso choque caótico de átomos que de forma casual crearon lo que llamamos vida, o cuál es la naturaleza última de lo que nos constituye, parecieran cuestiones muy alejadas de un simple osteópata en su consultorio. Sin embargo, Ciencia y Filosofía no siempre estuvieron tan alejadas una de la otra. Grandes pensadores cuyas ideas nos iluminan aún hoy, se han hecho estas preguntas. En la antigua Grecia primero estuvieron los *Monistas* que postulaban que el origen de todo lo que captan nuestros sentidos estaba constituido en realidad de un solo elemento (o *arjé*). Para Tales de Mileto todo estaba hecho de agua, para Anaxímenes de aire y para Anaximandro de una sustancia amorfa y caótica que llamó *ápeiron*. Para todos aquellos que postularon que era un único principio lo que origina todas las cosas que existen, su gran problema fue explicar el mecanismo mediante el cual de una realidad única pueden existir tantas cosas distintas. Para Parménides esto no era posible. Nada podía pasar de no ser a ser, por lo que el cambio que sufría ese principio único para crearlo todo no era posible. Fue a partir de su pensamiento que nació el *Pluralismo*, en el que ya no existía un único elemento para dar origen a todas las cosas, sino muchos. De esta forma de entender la realidad que nos rodea como un conjunto de diversos principios que interaccionan entre sí, surge el *Atomismo*. Demócrito, uno de los fundadores de esta línea de pensamiento, postuló que los principios de los que están hechas todas las cosas son dos: *lo lleno* y *lo vacío,* y que el primero de ellos está constituido por una variedad infinita de cuerpos sólidos e indivisibles que chocan azarosamente entre sí a los que llamó "átomos", las unidades mínimas de la materia. Todo lo que existe debía ser fruto de su interacción fortuita. A Platón esta idea no le parecía para nada correcta y disentía con Demócrito de principio a fin, ya que veía en el orden de la materia una lógica que no podía originarse en el choque aleatorio y randomizado de partículas en el vacío. Para Platón nuestro mundo imperfecto es el reflejo de un mundo de ideas, de conceptos. Si para nosotros algo puede resultar bello, es porque existe la belleza como idea, ese algo simplemente posee la cualidad de evocar ese concepto que es eterno e imperecedero. Esta corriente de pensamiento es lo que denominamos *Idealismo*. Todo lo que es ha llegado a ser gracias a la acción creadora de lo que Platón llamó el *Demiurgo*, una especie de deidad capaz de moldear la materia caótica preexistente intentando recrear la perfección del mundo de las ideas. La herramienta de la cual se sirve este Demiurgo para llevar a cabo su labor es la Matemática. Para Platón todo lo que existe ha sido creado a partir del uso de triángulos isósceles y escalenos (los "átomos" del Idealismo). Con ellos se constituyen una serie de poliedros regulares convexos, los llamados *Sólidos Platónicos*, a los que se les asocia un elemento. El tetraedro con el fuego, el hexaedro con la tierra, el octaedro con el aire, el icosaedro con el agua, dejando al dodecaedro disponible para una quinta esencia. Estas figuras geométricas exhiben un diseño ligado al orden y la inteligencia, y nada tienen que ver con suerte o el azar.

Varios siglos después, la Física de Partículas pareciera reivindicar, a priori, el pensamiento de Demócrito y su Atomismo, ya que, si bien el átomo resultó no ser la unidad mínima e indivisible de la materia que se esperaba, sabemos hoy en día de la existencia de una considerable cantidad de partículas más pequeñas aun que podrían cumplir con ese rol. Sin embargo, en tanto nos adentramos a nivel subatómico, este conjunto de partículas comienzan a comportarse más como una noción matemática dependiente de una Función de Onda, que como una entidad física. Por lo que nuestra realidad última no sólo no pareciera depender del azar sino ser el producto de un orden matemático abstracto y una geometría mucho más cercana al Idealismo de Platón [94].

Tomemos el caso del agua, elemento fundamental para la vida. Atravesamos el espacio recorriendo millones de kilómetros solo para aterrizar en la superficie de cualquier astro distante y preguntarnos: *¿Hay agua?* No es casual que esta sustancia a la que le otorgamos el título de *solvente universal* sea esencial para la existencia de la vida. La explicación reside en su geometría, origen de todas las propiedades que posee. La molécula de agua tiene la forma tridimensional más sencilla que existe, el tetraedro: una pirámide de base triangular que se encuentra constituida a su vez por cuatro triángulos (la figura bidimensional con menos cantidad de lados y aristas que existe). La simpleza y robustez de su diseño es la clave de su capacidad de interaccionar con una gigantesca cantidad de otras sustancias. En un medio que posee agua existe la posibilidad de que se desarrolle la vida; será tal vez por eso que el átomo de carbono, elemento fundamental que conforma el esqueleto de la mayor parte de las moléculas presentes en la química de los seres vivos, distribuye sus valencias utilizando una configuración tetraédrica. Tampoco nos debería generar sorpresa, a esta altura, el hecho de que los organismos vivos que poseen un medio interno acuoso utilicen como principal moneda de intercambio energético grupos fosfatos (presentes en moléculas tales como el adenosin trifosfato o la fosfocreatina) que poseen ellos mismos un diseño geométrico similar. Un tetraedro. Esta figura geométrica tiene propiedades muy específicas que explican su presencia en los elementos y moléculas primordiales de nuestra biología. Las cinco figuras que conforman el grupo de los *Sólidos Platónicos* mencionado anteriormente pueden agruparse en parejas: el octaedro y el hexaedro, al igual que el icosaedro y el dodecaedro, se conjugan entre sí, es decir, proyectando rectas perpendiculares desde las caras de cada una de estas figuras obtenemos los puntos que sirven de vértices para la otra. De la conjugación de un cubo obtenemos un octaedro y de la de un icosaedro, un dodecaedro. Esto no ocurre con el tetraedro que es el único que tiene la propiedad de ser autoconjugado, esto es, de la conjugación de un tetraedro siempre obtendremos otro igual. Por lo que dentro de su constante movimiento, una molécula que posea este diseño no variará nunca en su geometría.

Estando en Harvard en septiembre de 2018 en el 9no. Simposio Anual del Instituto Wyss (fundado en 2009 por Donald Ingber, *"para una ingeniería biológicamente inspirada"*), me acerqué a preguntarle a uno de los disertantes acerca de los Sólidos Platónicos. Mi interlocutor era Itai Cohen, Ph.D., profesor asociado del Departamento de Física en la Universidad de Cornell. Él acababa de terminar su ponencia titulada *Origami Atómico: Una plataforma tecnológica para máquinas, sensores y robots a nanoescala*, y yo había quedado (como en varios momentos de ese intenso día) completamente maravillado. Efectivamente, en uno de los cortes que se hicieron para un refrigerio vi la oportunidad, me aproximé hasta donde estaba y le consulté por qué creía él que tantas de las figuras geométricas que había mostrado en su exposición eran sólidos platónicos. En un primer instante, siendo yo, como lo soy hoy, un total desconocido para él, me miró y esbozó una respuesta que buscaba en realidad indagar si yo creía que esto era porque le asignaba a dichas figuras algún poder metafísico (ya que hay mucha literatura al respecto y calculo que intentaba medir la intención de su interlocutor). Cuando le aclaré que no era ése el origen de mi pregunta, respondió a mi interrogante de forma breve y concisa. Me dijo: "porque son las formas más simples y estables". Luego de millones de años de evolución, la historia de la supervivencia del más apto bien podría reescribirse como el triunfo del diseño más sencillo e invariable: una maravillosa y vasta diversidad de formas de vida desarrolladas sobre una misma figura geométrica.

La Física Moderna explica todo lo que ocurre en el Universo por la acción de cuatro fuerzas [93]. Desde las estrellas de neutrones, los agujeros negros, las auroras boreales, la luz de mi velador, mi hija saltando la soga, la mancha de café en mi camisa, una hormona uniéndose a su receptor, las resonancias magnéticas y las tomografías por emisión de positrones, mi tensión arterial, la música con la que despierto a mis hijos a la mañana y mi licuadora. Todo esto y más, es sólo Física. Y son siempre las mismas cuatro fuerzas. La *fuerza fuerte,* capaz de operar sobre los quarks que forman a los protones y neutrones (nucleones), manteniendo confinados en un espacio ínfimo a partículas con la misma carga. La *fuerza débil,* con la que se explican los fenómenos de desintegración de ciertas partículas. La conocida *fuerza electromagnética,* que trabaja sobre partículas cargadas y cuyo alcance es infinito. Y la oveja negra de la familia, *la gravedad o fuerza gravitatoria,* que también posee alcance infinito pero que actúa sobre las partículas con masa. El gran problema actual con la gravedad es que no termina de encajar en lo que se denomina *El Modelo Estándar*. Las otras tres fuerzas pueden ser explicadas en términos de Teoría Cuántica de Campos; es lo que se conoce como *cromodinámica cuántica* (para la fuerza fuerte que actúa sobre la *carga de color* de los quarks) y *electrodinámica cuántica* (para la fuerza electromagnética y la fuerza débil). Según el Modelo Estándar, lo que llamamos "fuerza" no es otra cosa que el resultado de un intercambio de partículas mediadoras (los *bosones*) gracias a las cuales, las partículas que interactúan entre sí intercambian energía y momento[92].

Coincido con usted: hace falta aquí un ejemplo que clarifique todo esto. Levántese, vaya hasta la puerta de su heladera o refrigerador, y mire alguno de los imanes que seguramente tiene ahí. Ese objeto se mantiene "pegado" en ese lugar porque las moléculas que lo componen están intercambiando partículas mediadoras con el metal del cual está hecha la puerta de su heladera. Usted dirá: "yo creí que era porque sus polos magnéticos eran diferentes y por eso se atraían". Tiene razón, sólo que al explicarlo desde la Teoría Cuántica de Campos, lo que usted y yo llamamos magnetismo es en realidad un intercambio de partículas, que en este caso, generan atracción. Tal vez le resulte más sencillo pensarlo en sentido de dos magnetos que se repelen. Si quisiéramos juntar dos imanes a través de su extremos de igual polaridad, no lograríamos hacerlo ya que según la electrodinámica cuántica, el intercambio de partículas entre estos polos los empuja en sentido contrario. Como si usted y yo estuviésemos sentados en dos botes sobre el agua y jugáramos a arrojarnos una pelota. Con cada envío y recepción del balón, los botes se alejarían uno del otro porque usted y yo estaríamos absorbiendo la energía cinética de la pelota que nos estamos tirando mutuamente en un ida y vuelta. La pelota haría las veces de partícula mediadora.

Volvamos. Cada *fuerza* (aunque como hemos visto, más que "fuerza" debería llamarse "interacción") tiene sus partículas mediadoras o *bosones* (o pelotas, siguiendo con el ejemplo de los botes). Para la *fuerza fuerte* son los *gluones*, y en la actualidad son ocho. La *fuerza débil* en cambio, posee tres bosones llamados *w+*, *w-* y *z*. Mientras que la *fuerza electromagnética* tiene solo un bosón, el *fotón*. Así que ya lo sabe, si quiere desorientar a su pareja o algún amigo, párese frente a la puerta de la heladera un rato y cuando le pregunten qué es lo que está haciendo, usted responda poniendo cara de físico de partículas: "Nada, simplemente estoy viendo cómo el imán y la heladera intercambian fotones…". Mucho se ha escrito al día de hoy sobre terapias que utilizan "biofotones" y cosas por el estilo. En particular no entiendo el uso de esa nomenclatura y de hecho es imposible que exista una técnica osteopática o de terapia manual en la cual el terapeuta no interaccione con el paciente intercambiando fotones. Nuevamente, es simplemente Física. Cuando el terapeuta coloca las manos sobre el paciente y lo toca, en realidad no lo hace. Nunca tocamos nada, o en todo caso lo que llamamos tacto es en realidad la interacción de los electrones de la capa más externa de nuestra piel repeliéndose con los de la piel del paciente (menos mal, si no fuera así ¡lo atravesaríamos!). En esta interacción hay un ida y vuelta de partículas mediadoras (o bosones) llamados fotones. Esto sucede cada vez que realizamos una técnica sobre nuestro paciente o cada vez que tocamos algo. También es cierto que merced a que el cuerpo del terapeuta y el del paciente tienen un campo electromagnético propio, este intercambio de fotones es una realidad que se produce incluso antes de realizar la técnica en cuestión. Esta interacción es una realidad que nada tiene de abstracto o de imaginario y que debemos conocer y entender, aunque sea tan simplemente para no terminar creyendo que existen terapias especiales o novedosas sólo porque se anuncian usando términos como "biofotones" o "cuántica".

La Física Moderna tiene sus limitaciones. No ha logrado expresar la Gravedad como una Teoría Cuántica de Campos, por lo que esta fuerza no encaja del todo en el Modelo Estándar. Esto impide que exista una formulación matemática única que unifique y explique todas las fuerzas que conocemos. Hasta ahora sólo puede ser descrita en términos de la Relatividad General de Einstein. La cuantización de la Gravedad es el reto a superar. Es aquí donde la tensión y la vibración parecieran volver a escena, ya que una de las formulaciones que intenta resolver este acertijo es la *Teoría de Cuerdas*, la cual, sin tener aún ningún tipo de confirmación experimental, se muestra como la mejor candidata para una "Teoría del Todo". Según ésta, todas las diferentes partículas que conocemos no son más que distintas formas de vibración de una misma cuerda que es miles de millones de millones de veces más pequeña que un protón. Es por esta razón que no ha podido ser observada en los aceleradores de partículas que existen en la actualidad, ya que con esta tecnología precisaríamos un acelerador del tamaño del sistema solar.

A esta altura, uno bien podría pensar que ponerse a hablar sobre filósofos griegos que existieron hace más de dos milenios, geometría, tetraedros, fotones, campos electromagnéticos, la cuantización de la Gravedad y cosas por el estilo no tienen nada que hacer en un texto sobre Osteopatía, y que todo esto es un divague sin un propósito que sirva a la tarea del profesional en su consultorio, tan alejada de todos estos fenómenos. Sin embargo, no existe una Física newtoniana y una cuántica. Las leyes de Newton son una aproximación a una realidad que es siempre cuántica, en lo micro y en lo macro. La única razón por la que no notamos o percibimos las interacciones que se dan a este nivel es porque el volumen de energía que manejan es muy pequeño. Nótese que la constante de Planck (el padre de la Física Cuántica) es tan solo de $6{,}63 \times 10^{-34}$ J/s. Pero no se confunda, toda la realidad que nos rodea, usted, yo, el paciente y toda su fisiología, se construyen sobre fenómenos cuánticos que deberíamos comenzar a descubrir, si nuestro objetivo es entender la raíz última de los procesos que generan tanto la salud como la enfermedad.

Sea cual sea el *arjé* del que está hecho todo lo que existe, la Naturaleza parece entender de geometría, tensión y vibración, las variables que rigen el Universo y que, no casualmente, encontramos en toda estructura tenségrica.

El cuerpo cristalino

La matriz tenségrica encargada de interconectar al organismo no diferencia lo mecánico de lo eléctrico. Por fuera del citoesqueleto y la membrana fosfolipídica, la matriz extracelular constituye la expresión más microscópica del tejido conectivo, el cual, sin solución de continuidad, va mutando merced al balance entre sus componentes formes y su sustancia fundamental: siendo más o menos denso, más o menos modelado si se requiere un vector más o menos específico. Este tejido (uno de los cuatro que constituyen todo nuestro organismo) capaz de sostener, rellenar, almacenar energía, defender, reparar y segmentar, va complejizándose y creciendo hasta llegar a formar una entidad que, sin dejar nunca de ser el mismo tejido conectivo, completa un continuo jerárquico tenségrico que va interconectando los niveles orgánicos, tisular, celular y molecular. Esta estructura es la fascia.

El tejido conectivo o intersticio celular, considerado recientemente por un número cada vez mayor de investigaciones como un órgano en sí mismo, adquiere en la fascia ciertas propiedades muy particulares. Estas son: viscoelasticidad, tixotropismo y piezoelectricidad. Es de vital importancia entender a la perfección cada uno de estos términos y sus implicancias en la fisiología de nuestro organismo, ya que sus consecuencias forman parte de nuestro día a día.

La *viscoelasticidad* es una característica mixta. Los materiales viscosos se resisten a la deformación, mientras que aquellos que poseen la capacidad de ser elásticos aceptan ser alterados, pero almacenan energía potencial durante el proceso. Cuando un material viscoelástico es sometido a ser deformado responde instantáneamente de forma elástica y, dependiendo de la velocidad y el tiempo del estímulo, exhibirá también su viscosidad, su resistencia a ser modelado. Esta dependencia de la variable tiempo que plantea la viscosidad es lo que denominamos *tixotropismo*: cuanto más progresivo y sostenido en el tiempo o más frecuente se vuelva el estímulo mecánico, menor será la viscosidad del tejido y más susceptible será a la deformación; por lógica inversa, cuanto mayor sea el tiempo sin estímulo alguno, la resistencia del material a ser modificado mecánicamente será máxima. Por ello es que la matriz extracelular se vuelve más fluida frente al movimiento y más rígida con la falta de éste. Un sinnúmero de actividades cotidianas se ven afectadas por estas propiedades, ya sea mejorando nuestra salud en detrimento de la misma.

Por su parte, la *piezoelectricidad* es una característica inusual de ciertos minerales cristalinos descubierta en 1880 por Jacques y Pierre Curie mientras trabajaban con cristales de cuarzo. Es la capacidad de transmutar lo mecánico en eléctrico y viceversa. El material que tenga esta propiedad hablará ambos idiomas como uno: si le aplicamos una diferencia de potencial eléctrico, cambiará sus dimensiones alargándose o acortándose en el sentido de la dirección de las cargas; ahora bien, si lo estimulamos mecánicamente, se generará dentro de la estructura molecular de dicho material, un gradiente de cargas, es decir, una diferencia de potencial eléctrico. Un estímulo implica al otro de forma indisociada. Si se diera el caso de que la diferencia de potencial eléctrico aplicada sobre dicho material oscilara como ocurre en el caso de una corriente alterna, el material se alargará y acortará cíclicamente de tal forma que provocará una vibración. Este principio se utiliza en equipos de Fisioterapia, por ejemplo, para producir ondas ultrasónicas del orden de los 1 a 3 MHz. Las implicancias que esta propiedad tiene sobre nuestro organismo, y más aún sobre la terapia manual, son enormes.

El Dr. Jean Claude Guimberteau, en sus estudios sobre arquitectura de la fascia [96], describe a la misma como un "caos fractal". La expresión *fractal* hace referencia a un diseño geométrico de figuras idénticas anidadas unas en otras. En el tejido conectivo, en tanto esta traza de figuras van multiplicándose y remodelándose, diversifican en forma creciente la estructura que van formando, perdiendo cualquier posibilidad de poseer un centro de simetría (de ahí el término *caos*), por lo que la orientación de sus cargas eléctricas internas no posee orden alguno. Es debido a esto que, sin encajar demasiado en ninguna de las categorías existentes de cristales (a saber: sólidos, luminosos, iónicos, covalentes, moleculares y metálicos), la arquitectura molecular de la fascia le permite comportarse como un cristal polimorfo, como el cuarzo. Al recibir un estímulo mecánico, alínea sus cargas internas creando un gradiente eléctrico, o al ser expuesto a una diferencia de potencial remodela su geometría interna cambiando sus dimensiones. No es una propiedad menor en lo absoluto. Al tener en cuenta esta capacidad, el organismo se aleja de una concepción meramente mecanicista y adquiere un nivel superior respecto de la cantidad y calidad de los estímulos que lo afectan. En un organismo con una gran variedad de receptores capaces de hacerlo sensible a las distintas cualidades del medio en el que se encuentra, la piezoelectricidad de la fascia nos vuelve susceptibles a fenómenos tan sutiles que el resto de nuestros sentidos no alcanza a percibir.

Pensémoslo de esta manera: imaginemos que estamos en la entrada de una caverna con todas sus paredes, piso y techo hechos de un sinfín de cristales de cuarzo grandes y pequeños conectados entre sí, de manera tal que se comportan como un solo cristal. La caverna es una geoda y es profunda, incluso más allá de lo que nuestros ojos llegan a ver. No existe estímulo que pase inadvertido para la caverna. Toquen lo que toquen nuestras manos o nuestros pies apoyados en el piso, el cuarzo de la caverna traducirá la fuerza de nuestro tacto o nuestro peso y los convertirá en una corriente eléctrica que se esparcirá de un cristal a otro creando una reacción en cadena que viajará muy lejos en lo profundo de la geoda. Toda la caverna sabe por tanto que estamos ahí. Es sensible en su totalidad a nuestra presencia. Démosle una vuelta de tuerca más. La verdad es que no necesitamos tocar nada para que la caverna sepa de nuestra visita. Podríamos estar flotando en el aire sin tener contacto alguno ni con el piso, ni las paredes, ni con el techo, pero al desplazarnos, al movernos de un lado al otro, el campo magnético que rodea nuestro organismo, mediante el principio de inducción magnética, crearía un movimiento de cargas eléctricas que no pasaría desapercibido para los cristales de cuarzo. Y merced a nuestra propia piezoelectricidad, la influencia es recíproca. La geoda nos estimula con su propio pulsar electromagnético ya que mucho antes de que decidiéramos entrar (ya sea caminando o flotando por el aire), los cristales poseen y expresan corrientes eléctricas y vibraciones que recorren la caverna en toda su extensión. El origen de la perturbación que los mantiene activos está en el nacimiento mismo de la estructura geológica. En lo profundo, la caverna aún escucha el movimiento de la tierra. Esa marea de magma que mueve continentes enteros y que determina desde el campo magnético terrestre hasta las hermosas auroras boreales, sigue presente, pulsando. Tal vez usted y yo no seamos tan distintos a la geoda después de todo.

La piezoelectricidad tiene diversas aplicaciones fuera del ámbito biológico. A modo de ejemplo menciono en la bibliografía dos trabajos [52,67] realizados en el Instituto Tecnológico Massachusetts (MIT) en los años 2001 y 2006, en el que alumnos utilizaron cerámicas piezoeléctricas en la suela del calzado o en la vestimenta para aprovechar el movimiento del cuerpo con el fin de crear una corriente eléctrica que alimente distintos tipos de aparatos electrónicos. De hecho, existen ya a la venta prendas de vestir que hacen uso de esta tecnología; transforman la energía cinética cíclica (como el balanceo de los brazos y miembros inferiores al caminar) en energía eléctrica. Al leer estas publicaciones y ver cómo la industria textil se las ingenió para darle una utilidad a nuestros movimientos cotidianos creando ropa para usos específicos, no pude dejar de pensar que nuestro cuerpo hace esto todos los días sin necesidad de prenda alguna. Cada paso que damos, cada movimiento, cada respiración, cada latido, en definitiva cada estímulo mecánico sobre la fascia crea microcorrientes eléctricas. Somos un conjunto de dínamos biológicamente diseñados.

Con esta concepción bien podríamos volver a mirar el diseño macroscópico de nuestro sistema músculo esquelético y repensarlo desde otro ángulo. Tomemos por caso las *cinturas*: autores como A. Bénichou, L. Busquet y otros tantos han trabajado sobre los elementos que constituyen estos complejos articulares (describiendo su biomecánica y otorgando roles como el de hueso clave o suspendido) y analizando cómo se interconectan miofascialmente detallando su interjuego dinámico. El abordaje que les propongo, por su parte, intenta instalar la idea de un diseño tenségrico y la noción de un comportamiento piezoeléctrico. No como una forma de contradecir o negar las miradas descritas hasta ahora, sino como un aporte a la complementariedad de distintas formas de entender un sistema.

De forma clásica, se describen tres cinturas en nuestro sistema musculoesquelético: pelviana, escapular y craneal. Para entender las repercusiones de la piezoelectricidad en nuestro organismo los invito a pensar en tres *nodos*. Ambas concepciones (léase, cinturas y nodos) poseen semejanzas y diferencias que deben ser analizadas en cada caso. La idea de *nodo* busca permitirnos visualizar la interdependencia bio(electro)mecánica que existe, ya que cada nodo es en definitiva un dínamo biológico. Exploremos un poco esta idea.

Estructuralmente, cada nodo tiene su centro o eje en una sínfisis, la cual poseerá a su vez las particularidades justas para responder a la especialización de cada nodo. Más allá de esto, cada una de ellas funciona como una zona de cierre de un diseño tridimensional y representa un haz de rectas desde donde parten las principales líneas de fuerza hacia todos los planos. De ahí que la sínfisis púbica, la esternal y la dupla sínfisis mentoniana y sutura intermaxilar, sean puntos diagnósticos esenciales en los que se puede evaluar el balance tensional de cada nodo.

Cada sínfisis tiene a su vez relación con dos estructuras fasciales de tabicamiento transversal, es decir, con dos diafragmas ubicados en el polo superior e inferior de cada una de ellas. En el caso de la pelviana serán el peritoneo parietal inferior y el piso pélvico; para la esternal serán el diafragma de entrada torácica y el propiamente dicho; y en el caso del complejo nodo craneano, la tienda del cerebelo y el piso de la boca.

Por otro lado, al tomar como referencia la sínfisis esternal en el nodo medio, queda incluido dentro de su estructura el tórax, lo que permite determinar dos características más: primero, cada nodo se constituye con dos "hemi" estructuras (dos hemipelvis, dos hemitórax y dos hemicráneos); segundo, que cada nodo se corresponde por su cara posterior con una cifosis. Esto sustenta la línea de pensamiento de Stephen Levin, que considera a la alternancia cifosis-lordosis como una representación de la necesidad expresada por Kenneth Snelson de encadenar estructuras tenségricas de giros opuestos para balancear la distribución de líneas de fuerzas. Las lordosis separan los nodos y permiten una mayor movilidad global a la columna.

Toda restricción de la movilidad conlleva una alteración en la correcta fisiología de diferencias de potencial eléctrico en el tejido y, siendo que todo movimiento de cargas genera un campo magnético a su alrededor, su hipomovilidad también debilitará el campo electromagnético del individuo. Dato que no siempre es tenido en cuenta a la hora de pensar en las consecuencias de una disfunción somática o en la repercusión de una determinada técnica de tratamiento. Así como es necesario que al trabajar con nuestro paciente tengamos un perfecto conocimiento de la anatomía de aquellos que palpamos, es fundamental también que sepamos visualizar en nuestra mente aquellas líneas de fuerzas invisibles que es necesario restablecer. Tan real y tangible es este campo electromagnético que distintos depredadores marinos utilizan receptores especializados (ampollas de Lorenzini) para poder percibir sus presas incluso si estas se hallan escondidas bajo el fondo marino, a partir de las ondas electromagnéticas que emite su campo.

No se han encontrado tales receptores en el cuerpo humano, y sin embargo la concepción del tejido conectivo como un órgano con virtud piezoeléctrica abre las puertas para que mediante el principio de *inducción magnética* sea susceptible de actuar como un inmenso receptor de todos los campos que hay a nuestro alrededor. He aquí también una posible explicación de un fenómeno muy común en la clínica diaria: los pacientes que refieren mayor dolor cuando el clima se pone más húmedo o está pronto a llover. Vivimos inmersos en un capacitor formado por una atmósfera con una carga positiva (ionósfera) y un suelo que actúa como carga negativa. Estas capas se mantienen separadas y aisladas pero existen situaciones en las que, debido a que este capacitor se encuentra más cargado que de costumbre, las cargas buscarán con mayor intensidad ir de una capa a la otra. El ejemplo más claro de esto es el relámpago, que representa la apertura momentánea de un canal en el que abruptamente esta diferencia de potencial estática encuentra una vía para ser canalizada. Nuestro organismo tenségrico, como un cuerpo cristalino, es directamente influenciado por el nivel de carga que exista en este dipolo. Toda disfunción de la matriz de armónicos es en definitiva una restricción en el correcto movimientos de cargas dentro del organismo, cualidad que se verá exacerbada en situaciones de exposición a grandes diferencias de potencial eléctrico atmosférico con elevados niveles de humedad (el agua es conductora).

La Tensegridad, como razón de ser de la virtud piezoeléctrica del tejido conectivo, nos reclama una mirada sobre el cuerpo humano que incluya una concepción más electromagnética del mismo, que lejos de intentar negar el paradigma mecanicista, lo complementa a la perfección como dos caras de una misma realidad.

La Mecanotransducción, el Tao de la Osteopatía

El título de este apartado fue elegido en referencia al famoso libro de Fritjof Capra 'El Tao de la Física'[80]. Libro que recomiendo enormemente al lector si es que aún no lo ha leído. En este texto, Capra nos adentra en el mundo subatómico de la física moderna mostrándonos su reflejo en la sabiduría de las doctrinas budista y taoístas. La palabra Tao, significa camino y así como aquel autor encontró en textos milenarios un conocimiento ahora descrito en el lenguaje de la física, quien les habla cree profundamente que en el estudio de la mecanotransducción están las llaves para abrir todos los secretos de la terapia manual.

El sentido de la audición es el ejemplo más claro y cotidiano de un proceso de modulación de energía mecánica en información. Repasemos brevemente su mecanismo. El proceso comienza con la deformación espacio-temporal de la membrana timpánica. Este estrés mecánico es transmitido por una serie de pequeños eslabones óseos hacia la cóclea en donde se crean ondas en una sustancia llamada endolinfa. Dentro de la cóclea e inmersas en la endolinfa se encuentran las células ciliadas. Éstas poseen en su ápice una serie de vellosidades llamadas estereocilias, las cuales se encuentran ordenadas de menor a mayor e interconectadas unas a otras por proteínas tipo cadherina 23 y protocadherina 15 en los llamados "tip links". De esta manera, el movimiento de una estereocilia arrastra a las demás. La llegada de la onda mecánica que viaja por la endolinfa inclina la estereocilia y el estrés físico abre un canal iónico de activación mecánica que se encuentra en la parte inferior de cada *tip link*, permitiendo la entrada de iones que finalmente creará el impulso eléctrico que viajará hacia el cerebro.

Si miramos detenidamente, veremos que la onda mecánica se trasladó por medios de distinta densidad y conformación hasta que ser modulada en un impulso eléctrico. No cualquier célula ciliada fue la que finalmente tuvo la tarea de generar el impulso eléctrico, sino aquella que por su arquitectura y posición dentro de la cóclea logró mayor empatía vibracional con el sonido. Esta afinidad puede ser regulada. En la sucesión de eventos que relatamos unas líneas atrás para explicar el sentido de la audición pareciera que la célula ciliada no tiene injerencia alguna y su acción está completamente a merced de su ubicación en la cóclea y del estrés mecánico que estimule sus estereocilias. La concepción tenségrica de diseño celular nos demuestra que no es así. Las células ciliadas tienen la capacidad de modular la frecuencia en la que vibrarán sus estereocilias y su sensibilidad a estímulos mecánicos variando la concentración de tensión isométrica en su propio citoesqueleto. *"Muy similar a afinar una cuerda de una guitarra"* [12] diría Ingber en un artículo publicado en el año 2017. La célula ciliada puede regular dentro de ciertos límites con qué vibración ser más o menos empática mecánicamente. Es a través de este mecanismo, por ejemplo, que podemos percibir señales muy por debajo de la concentración de ruido amplificando sonidos débiles. Otro detalle fundamental es que la membrana basal de la célula ciliada, localizada en el extremo opuesto de las células respecto de las estereocilias, vibra a la misma frecuencia que el estímulo mecánico precisamente cuando es máxima la sensibilidad a esa frecuencia en particular. En resumidas cuentas, si bien la localización de la célula ciliada en la cóclea la hace más sensible a una determinada frecuencia de sonidos, dicha célula puede modificar la tensión de su citoesqueleto para aumentar la empatía mecánica con la onda que viaja por la endolinfa al punto tal de llegar a hacer vibrar su membrana basal a dicha frecuencia para de este modo maximizar el nivel de señal eléctrica emitida y así darle una mayor importancia a los sonidos de esa frecuencia por sobre el resto. En esta breve descripción se esconden todas las características implicadas en el concepto de *Mecanotransducción*.

Si buscamos en PubMed el término *mechanotransduction* podremos ver la evolución de la cantidad de trabajos científicos en las últimas décadas. Mientras que en el año 1990 sólo se registraron 4 trabajos al respecto, una década más tarde el número ascendió a 47 y en el año 2010 solamente, se publicaron 595 al respecto. En total al día de hoy ya podemos encontrar 10.291 trabajos que abordan el tema. Durante los primeros años los estudios se focalizaron en cómo los estímulos mecánicos provenientes de la matriz extracelular provocaban a través de las integrinas de membrana, la activación de distintos mediadores químicos dentro de la propia célula. A lo largo de las últimas dos décadas, el incremento de las investigaciones en este tema se vio sustentado por la cantidad de información revelada acerca de la estructura del medio interno celular, tisular y orgánico, cómo es que funciona desde la mirada del diseño tenségrico.

En el año 2000, se reveló que el AMP cíclico, uno de los principales mediadores en procesos celulares, incrementa su concentración hasta tres veces más de lo normal cuando la célula es estimulada mecánicamente a nivel de sus *integrinas* de membrana[6]. Éste y otros trabajos darían una importancia cada vez más sustancial a dichas proteínas de transmembrana posicionándolas como facilitadoras de la conexión mecánico-químico ya que tienen la capacidad de transferir fuerzas desde la matriz extracelular al citoesqueleto.

El extremo citoplasmático de las integrinas posee lo que se denomina *adhesión focal*, que es la porción de la estructura de transmembrana que está unida a microfilamentos de actina del citoesqueleto a través de una gran variedad de proteínas que se asocian para formar complejos macromoleculares. De esta forma cuando el estrés mecánico es transmitido desde la matriz extracelular a través de las integrinas a la adhesión focal, se altera la cinética de las uniones moleculares mediante la modificación tridimensional de moléculas *mecanosensitivas*[71].

Esta modificación tridimensional induce una rápida activación de sitios citoplasmáticos llamados SRC (stored response chain) que son una familia de proteínas que activan a las tirosinas quinasas[66]. En estas zonas de activación se evidencia a escala nanométrica una deformación del citoesqueleto que implica una importante deformación de los microtúbulos que lo componen, poniendo en juego su diseño geométrico como parte de una estructura pretensada que balancea compresión y tensión. La potencia de activación del complejo SRC es dependiente del grado de deformación de los microtúbulos que alteran su dinámica de polimerización cuando el citoesqueleto es estresado mecánicamente, de manera tal que se despolimerizan cuando es comprimido y se rearman al descomprimirlo.

Tal cual como lo describió Inger en el año 2009, esta nueva comprensión de la estructura celular nos muestra que muchas de las enzimas y sustratos que median la síntesis de ADN, el procesamiento de ARN, la transcripción y la traslación, la glicólisis y la transducción de señales no son procesos bioquímicos que funcionan en solución o flotando libres en la bicapa lipídica [54]. Las células usan una bioquímica de estado sólido en la que estos componentes funcionan cuando están inmovilizados en los andamios insolubles que componen el citoesqueleto y la matriz extracelular interconectados. Por lo que el citoesqueleto es tanto una estructura mecánica y un catalizador simultáneamente. Es la perfecta cupla entre arquitectura y bioquímica, estructura y función. Dos procesos íntimamente relacionados pero no como causa y consecuencia o de forma cíclica, ya que si así lo fuera, serían aún dos eventos separados. Estos procesos son el equivalente funcional a una cinta de Möbius en la que un proceso deviene en el otro, pero ambos son al mismo tiempo dos caras del mismo sendero metabólico.

Fundamentales también para el entendimiento de la mecanotransducción son los canales PIEZO [43], cuya actividad ha sido descrita en muchos tipos de células en mamíferos, incluyendo en neuronas del ganglio anexo a la raíz dorsal (GARD), células mesangiales del riñón, células del músculo liso arterial pulmonar y miotúbulos esqueléticos.

En el ser humano, esta familia de canales activados mecánicamente tiene sólo dos integrantes: PIEZO 1 y PIEZO 2. Una importante particularidad de los mismos es su elevado número de segmentos de transmembrana que va desde 120 a 160 segmentos insertos en la membrana celular. Son canales gigantescos.

En mamíferos, el canal PIEZO 2 se expresa en el GARD y en el ganglio trigeminal de neuronas somatosensibles, por lo que posiblemente contribuya a la hiperalgesia mecánica, y a la alodinia respectivamente. Recientemente, se ha demostrado que PIEZO 2 está involucrado en la sensibilidad al tacto mediante su expresión en el complejo célula-neurita de Merkel. Recordemos que los receptores de Merkel son receptores de tacto suave de adaptación lenta que están compuestos en la piel por terminales de fibras aferentes somatosensibles rodeadas de células epidérmicas de Merkel.

El PIEZO 1 por su parte, es un canal de cationes no selectivo. En ratones tiene una importancia significativa debido a su presencia en los glóbulos rojos. En el ser humano, podemos encontrar PIEZO 1 en los túbulos proximales del riñón, una inhibición de los mismos reduce fuertemente la actividad celular del túbulo contorneado proximal. En la vejiga, estos canales contribuyen a la liberación de ATP y pueden por lo tanto estar implicados en la sensibilidad a la extensión de dicha víscera. En el pulmón, donde existe una alta expresión de los canales PIEZO 1 y 2 aún no está clara su función.

En los vasos sanguíneos (en ratones), la falta de canales PIEZO 1 en las células endoteliales conlleva a generar defectos en la alineación de las células bajo la tensión arterial, sugiriendo que dichos canales están vinculados con la morfología tisular (este último estudio fue realizado *in vitro*). La mecanotransducción y su vínculo con la fisiología de los vasos sanguíneos no es algo nuevo. La vía metabólica que controla el proceso mismo de angiogénesis es sensible a la elasticidad de la matriz extracelular [4].

Si bien hemos desarrollado hasta aquí mucho sobre la conexión mecánica entre el citoesqueleto de la célula y la matriz extracelular, este tipo de especializaciones de la membrana plasmática que permiten una conexión mecánica de la célula con su entorno son fundamentales también para el acoplamiento de varias dos o más células entre sí. Son las "uniones célula-célula". Actualmente la más estudiada es la basada en la proteína cadherina a nivel del epitelio y el endotelio. Al acoplar dos citoesqueletos potencian las capacidades mecánicas permitiendo un trabajo conjunto y generando una tensión a escala tisular [23].

Estas uniones participan por tanto, en la morfogénesis y la homeostasis tisular, ya que cambios en las tensiones de sus citoesqueletos pueden evolucionar a senderos de mecanotransducción que permiten a una célula comunicarse con la otra y así generar una respuesta ya no simplemente individual, sino tisular. De no existir, un tejido sería una mera población de células desconectadas entre sí, cumpliendo una función similar dependiendo del tejido que fuere, pero sin capacidad conjunta de respuesta a un estímulo.

Si bien no se conoce tanto aún sobre cómo las fuerzas mecánicas se conjugan con las funciones fisiológicas del tejido, últimamente dos desarrollos han revolucionado la forma en la cual entendemos las uniones célula-célula. Primeramente se ha caído en cuenta que muchas de las fuerzas mecánicas son originadas en el mismo tejido. Son fuerzas intrínsecas ligadas a la morfogénesis del mismo. En segundo término, las fuerzas mecánicas pueden ser sentidas por las uniones célula-célula por lo que además tienen una función de medio de comunicación. Esto eleva aún más la importancia de la mecanotransducción ya que no es simplemente una capacidad de respuesta a un evento externo, sino una forma de comunicación propia del tejido, entendiendo al mismo no como un simple conjunto de células con igual función, sino como un conjunto interconectado de células que mediante las tensiones mecánicas de sus citoesqueletos se comunican entre sí dando una respuesta total y no individual.

Así como las uniones célula-célula basadas principalmente en proteína cadherina, existen múltiples jugadores moleculares vinculados a la mecanotransducción que han sido identificados, entre ellos se encuentran los canales iónicos que son activados por la deformación de la membrana [68]. Un ejemplo de los mismos, son los que mencionamos anteriormente al desarrollar el mecanismo de la audición, cuando hicimos referencia a los canales iónicos que se encontraban justo por debajo de las tip links y que se abrían con la inclinación de la estereocilia. Otro ejemplo de canales iónicos activados por la deformación física de la membrana son los canales de potasio mecanosensibles que se encuentran en las neuronas. Éstos suman una variables más en el complejo balance de activación neuronal, ya que su activación mediante fuerzas mecánicas provoca una hiperpolarización de la neurona y un descenso por tanto de su capacidad de despolarizarse.

Por su parte, carente de microtúbulos la matriz extracelular se comporta también como una estructura de integridad tensional. Turvey y Fonseca destacan de entre los Sólidos Platónicos al icosaedro como base del sistema tenségrico que constituye el medio interno, detallando las propiedades por las que creen que esta figura es superior al resto de estos poliedros regulares convexos.

Michael T. Turvey y Sérgio T. Fonseca

Para estos autores, las razones por las que el icosaedro demuestra superioridad son: su simetría y omnidireccionalidad y una mayor superficie en sus caras. Todas estas propiedades le permiten ser el más capaz a la hora de representar geométricamente el espacio tridimensional.

La matriz extracelular debe ser capaz de servir como vehículo para la mecanotransducción por lo que debe poder cambiar su conformación geométrica para comprimirse y estirarse. Este objetivo es logrado mediante un conjunto de sistemas de Tensegridad viscoelástica anidados unos en otros. Específicamente, según Turvey y Fonseca, icosaedros organizados de forma *fractal*.

En lo que a la Osteopatía refiere, no es demasiado atrevido el pensar que la Mecanotransducción se convertirá en los años venideros en un pilar teórico fundamental desde donde reescribir la fisiología de las terapias manuales. Algo que desde hace mucho tiempo se ha vuelto una necesidad imperativa, ya que la teoría fisiopatológica de la disfunción somática no ha tenido fuertes actualizaciones y, más aún, la misma terminología "disfunción somática" marca una brecha con el resto de las ciencias médicas al no poseer un lenguaje compartido. Es decir, no es un vocablo que esté incorporado en la formación médica. La Mecanotransducción cimentada en un paradigma de Tensegridad puede crear los puentes necesarios para acortar las distancias y cerrar la brecha.

El pre-stress, la correcta afinación

Retomemos una vez más el ejemplo de la audición. Hemos establecido que las células ciliadas pueden cambiar la tensión isométrica de base de su citoesqueleto para aumentar nuestra capacidad de prestar atención a ciertas frecuencias. Esta tensión isométrica, análoga a la afinación de una cuerda, es lo que llamamos *pre-stress* y como hemos visto es una característica inconfundible de la Tensegridad.

Imaginemos una guitarra con todas sus cuerdas flácidas, sin tensión. El estímulo mecánico dado por la mano o púa del músico no generaría sonido alguno. Así, para que la mecanotransducción exista, la estructura (ya sea tejido, matriz extracelular, fascia, célula, citoesqueleto, macromoléculas, etc.) debe tener una tensión de base tal que sea empática con el estrés mecánico.

A nivel musculoesquelético, por ejemplo, el pre-estrés se genera desde un balance entre fuerzas contráctiles generada por los músculos y la capacidad de los huesos para resistir esta tracción. A menor escala, las fuerzas se distribuyen entre vasos sanguíneos y nervios a través del tejido conectivo en todas sus expresiones. En el plano tisular, la estabilidad requiere de un balance entre fuerzas de tracción generada en las células del parénquima y la resistencia opuesta por la matriz extracelular, las células del tejido conectivo y otras fuerzas como la gravedad, el movimiento y el estrés hemodinámico.

No importa el tamaño de nuestra lente, que tan macro o que tan micro sea nuestro enfoque, siempre hallaremos estructuras construyendo un pre-estrés. Y es esta tensión de base la clave de la mecanotransducción. Cada estructura biológica está en estado de tensión basal aguardando ser estimulada mecánicamente. El nivel de esta tensión determinará la preferencia que tendrá la estructura para elegir ciertos estímulos mecánicos más empáticos, más armónicos con su propio pre-estrés, que otros con los cuales sólo percibirá ruido.

Vale decir también que esta red pre-estresada y jerárquicamente organizada permite que fuerzas aplicadas a escala macro que tensionan la matriz extracelular y deforman las células y sus citoesqueletos, sean capaces de filtrarse a escalas más pequeñas y focalizarse en ciertos componentes moleculares específicos y cambiar su actividad. La célula por tanto, pareciera estar sintonizada para reconocer distintos niveles de tensión que viajan a través de la matriz extracelular, siendo sensible o no a su estrés mecánico según su propio pre-estrés empatice o no con la frecuencia del evento. Esta capacidad se pone en juego todo a lo largo de la vida de cada célula, sea al dirigir su diferenciación a partir de una Stem Cell, al migrar, al reproducirse, o incluso al elegir un camino de muerte programada (apoptosis). La mecanotransducción es por tanto una capacidad fundamental para el desarrollo de los órganos y su homeostasis [16].

En aquellos tejidos más sometidos a estrés mecánico, la correcta lectura de la tensión de la matriz extracelular es prioritaria para una fisiología sana. Ejemplos de dichos tejidos son el músculo, el hueso, el cartílago y los vasos sanguíneos. La alteración de esta capacidad deviene por tanto en la enfermedad de la estructura. Una mala adaptación de la matriz extracelular en el corazón puede generar un deslizamiento de los miocitos cardíacos, pudiendo exacerbar un disbalance en el miocardio. En lo que al tejido muscular refiere, la disrupción en la comunicación de la matriz extracelular con el citoesqueleto hace a la fibra muscular más susceptible a sufrir daño en su membrana, y causa una activación aberrante de las enzimas que se activan frente al estrés mecánico, generando un influjo de calcio extracelular y causando una contracción muscular anormal. Del mismo modo, por dar otro ejemplo, muchos de los genes que están presentes en los fibroblastos de la esclerótica humana (que son responsables de la remodelación de la misma en el desarrollo de la miopía) son modulados por la aplicación de estrés mecánico. Finalmente, existen estudios en los que se ha constatado que cambios repentinos en la remodelación o en la mecánica de la matriz extracelular, y el disturbio en la tensión del citoesqueleto y por consiguiente en la señalización por mecanotransducción, son factores que pueden promover la formación de tumores malignos y metástasis. He aquí un valor agregado de toda terapia manual que busca restablecer el correcto balance de tensiones en el organismo. Ya que toda nuestra fisiología está construida sobre los cimientos del pre-stress, no actuamos solamente sobre el disbalance presente hoy, sino que ayudamos a prevenir la enfermedad que podría ser mañana.

El modulador más veloz

> *"...mientras la difusión química y el transporte molecular avanzan en la célula a una velocidad que se mide en μm/s (por ejemplo el transporte molecular ocurre a aproximadamente 1μm/s), el stress mecánico se propaga por la estructura del citoesqueleto a velocidades medidas en m/s, específicamente cerca de 30 m/s."*

> Michael T. Turvey y Sérgio T. Fonseca

Los autores en realidad están extrayendo esta conclusión de un estudio anterior que data de 2009, sus realizadores fueron Ning Wang, Jessica D. Tytell y Donald E. Ingber, y el título era *Mechanotransduction at a distance:*

mechanically coupling the extracellular matrix with the nucleus [54]. Wang, Tytell e Ingber, demostraron que el evento mecánico no se agota en la periferia celular, sino que, incluso prescindiendo de mediadores químicos, viaja hasta el núcleo mismo de la célula. Un detalle de enorme relevancia es que comprobaron además que lo hace a una velocidad inmensamente superior a cualquier mediador químico.

Veámoslo de esta manera: Allá por la década de los '90 las computadoras se conectaban a una incipiente internet usando mayoritariamente módems de 56 Kbite por segundo. Es decir que los ordenadores podían "dialogar" con la red intercambiando aproximadamente 56.000 bites por segundo aproximadamente. Hoy en día, sin ser en lo absoluto de las más rápidas, una conexión a internet hogareña puede estar en el orden de los 100 Mb por segundo (1Mb es igual a 1024Kb). Para aquellos que no manejen la nomenclatura de los que es un kilobite o un megabite, o simplemente para verlo representado en números, la velocidad actual es (redondeando) unas 1800 veces más rápida que la que se utilizaba allá por los años '90, esto nos permite intercambiar volúmenes de datos más grandes. Gracias al desarrollo de velocidades cada vez más altas es que el navegar en Internet es ahora una actividad cotidiana, sencilla y que permite a cualquiera realizar en segundos acciones como enviar subir y descargar archivos de gran volumen, mirar videos o escuchar música por streaming o realizar una videollamada con excelente calidad de imagen y sonido.

Si tuviésemos que expresar en los mismos términos la diferencia de velocidades antes citada, entre la difusión química o el transporte molecular y la mecanotransducción, tendríamos que decir que esta última vía de señalización es 30 millones de veces más rápida que la que utiliza mediadores químicos. ¡30 millones de veces! Pero no se trata simplemente de comparar velocidades por el sólo hecho de ver qué vía metabólica es más rápida. La inmensa velocidad con la que la célula es capaz de metabolizar estímulos mecánicos, le otorga una capacidad de lectura de su medio que le resulta indispensable para todo tipo de procesos.

Veámoslo de esta manera: supongamos que nos encontramos caminando por un sendero de montaña a mitad de una noche cerrada sin luna. No hay luz y debemos ir tanteando el camino para no caer por el barranco. Vamos pisando con cuidado intentando discriminar el lugar más seguro donde hacer pie. Si nuestros sentidos se demorarán unos 6 segundos en informarnos si estamos pisando suelo firme o no, probablemente notaríamos la presencia del precipicio unos 5 segundos después de haber caído en él. La velocidad con la que nuestros sentidos interaccionan con el medio y nos aportan datos sobre el mismo es vital para nuestra supervivencia, por lo que seguramente elegiremos la vía que más rápidamente nos informe sobre si estamos en la senda indicada o si debemos corregir el curso. A la célula le ocurre exactamente lo mismo.

En millones de años la Naturaleza ha encontrado siempre el sendero correcto. La Mecanotransducción ha sido siempre la forma más apta para escuchar, ver, percibir el medio y darle a la célula la oportunidad de adaptarse, de evolucionar hacia formas de vida más avanzadas. Los organismos pluricelulares poseen sentidos más complejos, que requieren de estructuras más desarrolladas que aportan información a un sistema nervioso que procesa, interpreta y elabora una respuesta, pero ninguna de las células que lo componen ha olvidado o dejado de lado lo que sus antepasados aprendieron. Siempre me llamó la atención como en Embriología se afirma que la ontogenia repite a la filogenia: La gestación de un ser vivo es una pequeña muestra de su camino evolutivo como especie. Somos en definitiva, un sistema complejo desarrollado desde una sola célula, ahora multiplicada por billones. Y en cada una de ellas, una arquitectura en permanente escucha.

Los sentidos de la célula

"Al mostrar una discrecionalidad controlada en su movilidad, la célula expresa una forma de mecanosensibilidad que es análoga a la exterocepción que vemos en los seres vivos."

Turvey y Fonseca

La clave de todas las funciones de los sistemas de percepción que poseemos es la deformación temporal del tejido. Pensemos por ejemplo en la ya mencionada y analizada percepción de los sonidos, en este caso el primer tejido deformado es la membrana timpánica. Ahora bien, para la deformación temporal de cualquier tejido que se encuentre separado a una determinada distancia del origen de la fuerza que genera la onda de deformación, precisamos un medio capaz de deformarse de igual manera para ser vehículo de esta onda viajera, del mismo modo que para que la membrana timpánica sufra el estrés mecánico de compresión y descompresión, el aire antes debe sufrir el mismo estrés.

Si entre un locutor y su oyente hubiere sólo vacío, el mensaje nunca llegaría, ya que el sonido como toda onda mecánica se transmite utilizando un medio, en este caso el aire. En la escala biológica (macroscópica) el aire y el agua son los principales medios. En el caso del aire y el agua su compresibilidad permite la transmisión de sonidos, su transparencia permite la transmisión de luz reflejada por las superficies, y su difusibilidad permite la transmisión de sustancias provenientes de reacciones químicas. Es claro que cada ser vivo ha resuelto en su evolución filogenética, la manera más adecuada de percibir utilizando el medio en el que se encuentra. Por eso, por ejemplo, no vemos, ni oímos, ni olemos, ni nos comunicamos del mismo modo que las ballenas o los delfines que viven en un medio acuático (por mencionar un ejemplo de otros mamíferos que viven en un medio diferente al nuestro).

El contínuo de aire y agua mencionado cumple con los requerimientos básicos para tener la virtud de *simetría*, característica que les otorga la capacidad de ser medios válidos para la transmisión de ondas sin alterar las mismas. Estos requerimientos son: el ser *homogéneos*, es decir que sus propiedades físicas no varían según el lugar; e *isotrópicos*, por lo que sus propiedades físicas no varían según la dirección.

Pongamos un ejemplo de ambas propiedades: Que el aire sea un medio homogéneo permite que la escena del locutor y su oyente pueda darse en Buenos Aires, Barcelona, Londres o Hong Kong porque no importa donde estén, las propiedades físicas no varían de un lugar a otro y en todos los casos el mensaje encontrará un medio capaz de comprimirse y descomprimirse para ser transmitido. Si el locutor decidiera girar la cabeza y comenzar a hablarle a otro oyente colocado en otra dirección, aún así el mensaje llegaría a destino, ya que en cualquier dirección en la que nuestro amigo parlante decida expresarse, el medio le mostrará que es isotrópico y será escuchado por este segundo oyente que se sumado a la conversación.

Lo sorprendente es que si abriéramos el zoom hasta llegar a una escala cosmológica, comprobaríamos que el Universo posee también las mismas propiedades: es un medio homogéneo e isotrópico, por lo que es simétrico en toda su extensión y puede, por tanto, ser vehículo apto para determinado tipo de ondas: las electromagnéticas. Si diéramos el salto al otro extremo de la escala para adentrarnos en un plano microscópico, encontraríamos que la matriz extracelular también ostenta dichas propiedades. El intersticio celular es un medio simétrico capaz también de comprimirse y distenderse merced a su diseño tenségrico que balancea fuerzas de tensión y compresión, y es por tanto el vehículo apto de ondas de estrés mecánico que al encontrarse con su célula diana le transmitirán, mecanotransducción mediante, el mensaje escrito en cualquier otra parte del organismo. La matriz extracelular constituída por polisacáridos (elementos de compresión) y fibras de colágeno y elastina (componente tensional), no es una colección estática de macromoléculas, sino un sistema dinámico, responsable de las condiciones de su entorno próximo y participa activamente en esta vía de comunicación orgánica que es la mecanotransducción a distancia.

La célula al igual que el ser humano es un sistema perceptivo. Lee, percibe, siente el medio en el que está situada o aquel por el cual está migrando. La estructura tenségrica del citoesqueleto de la célula, de la matriz extracelular y los segmentos de transmembrana especializados en conectar a uno y a otro, sumados a su habilidad para modular estrés mecánico en procesos químicos ligados a una vía metabólica determinada, le otorgan a la célula un sistema perceptivo en permanente escucha y respuesta [65].

Es por esto que para Pienta y Coffey la matriz extracelular conectada al citoesqueleto a través de las integrinas de membrana, y éste conectado al núcleo, no son dos sistemas tenségricos, sino uno solo que en su conjunto constituye una *matriz* que merced a sus vibraciones armónicas, coordina las funciones y la vida de la célula creando homeostasis.

La matriz de armónicos

En su artículo *La arquitectura de la vida* [14] del año 1998, Donald Ingber trae a colación un trabajo realizado por Donald S. Coffey y Kenneth J. Pienta del Departamento de Urología y Centro de Oncología de la Escuela de Medicina de la Universidad John Hopkins, en Maryland, EE.UU. publicado en 1991 en el que se hace mención a una matriz tenségrica capaz de oscilar mecánicamente creando armónicos [40].

Lo que estos autores explican es que eventos celulares tales como cambios de forma, ondulación de la membrana fosfolipídica, motilidad o transducción de señales (por mencionar algunos) no ocurren en forma aleatoria sino dentro de armónicos espacio-temporales. Es decir, se dan de forma organizada en tiempo y espacio, siguiendo un pulso, un ritmo, una frecuencia sobre la cual se puede ejercer un control en sentido creciente o decreciente, como lo hacen por ejemplo, a decir del estudio que estos autores realizaron, hormonas tales como los factores de crecimiento capaces de incrementar la velocidad de ciertas vías metabólicas.

Todo en la célula ocurre mediado por el movimiento organizado de su estructura interna. Las reacciones químicas no son aleatorias, lo mismo que la distribución interna de las organelas, la expresión génica, etc. Estamos en presencia de una organización cristalina del medio interno celular. Según Ingber, la bioquímica celular es en realidad una "química de sólidos", no de fluidos que se mueven aleatoriamente, es por esto mismo que el citoesqueleto (en tanto estructura y catalizador) controla la vida y muerte de la célula.

El aporte de Pienta y Coffey consiste en plantear que la maquinaria celular tiene una forma organizada de comportarse. El contínuo tenségrico compuesto por el citoesqueleto, proteínas de transmembrana como las integrinas y la matriz extracelular, se mueven e interactúan de forma no aleatoria. Vibran, comportándose como eslabones fundamentales del proceso de mecanotransducción que responden a un sistema que les habla y los organiza.

El inmenso volumen de información que se requiere para controlar un sistema tan complejo como lo es un ser vivo es transmitido mediante más de una vía de señalización celular, pero entre todas su mejor opción será la que posea mayor velocidad y le permita mayor volumen de transmisión de datos. Sólo una vía cumple con ambos requisitos: la Mecanotransducción.

Este sistema es mucho más que simplemente tirar o aflojar de una cuerda provocando la modulación de la tensión en un proceso químico, ya que si así fuera el caudal de datos enviados o recibidos podría ser expresado en una notación binaria donde "existe" o "no existe" tensión en la cuerda, lo que reduce el volumen de información a sólo dos mensajes posibles. Incluso si pensáramos que la célula fuese capaz de leer la intensidad de la tensión y según este dato interpretar mensajes distintos, la información transmitida sería siempre resumida en un único valor. En el primer ejemplo podría ser unos y ceros si hay o no tensión, y en el segundo ejemplo deberíamos expresarlo como un número de valor decimal que expresaría en detalle cuánta tensión es que realmente hay. Pero el valor siempre sería único. Binario o decimal, siempre es un solo dato.

Esto no ocurre cuando en vez de tirar de la cuerda la hago oscilar de forma rítmica y organizada. La información se complejiza, ya que en la onda vibratoria puede leerse su amplitud de onda, la frecuencia de vibración, la tensión de la cuerda y sobre todo *la presencia de otros movimientos vibratorios dentro del armónico* ya que en realidad, en el modo fundamental, la cuerda oscila en el espacio efectuando todos los movimientos de sus armónicos que, sumados, parecieran generar una única ondulación, cuando realmente lo que está haciendo es moverse en todas las frecuencias a la vez.

Para clarificar esta idea podemos tomar como ejemplo a la luz blanca. Ésta posee una longitud de onda electromagnética determinada, pero si hacemos pasar el haz de luz por un cristal con forma de prisma de base triangular, emergen de este todos los colores del arcoíris. Esto es porque la geometría del cristal logra dividir la luz blanca en las frecuencias que en realidad la componen. Podríamos decir que la luz blanca es un modo fundamental de vibración cuyos armónicos superiores son todos los colores del arcoiris. Lo que el cristal produce en ella es lo que matemáticamente hablando llamamos *Transformada de Fourier*, una descomposición de la onda en las frecuencias implícitas en la misma, sus armónicos.

Veámoslo en un ejemplo con una onda mecánica. Cuando una cantante entona en perfecta afinación una sola nota (un DO, por ejemplo), el sonido de su voz analizado por un espectrómetro capta la frecuencia del DO que el público oye pero también otras frecuencias. ¿Cómo es posible esto? La cantante no puede cantar más de una nota por vez. Este fenómeno se debe a que el espectrómetro registra que dentro de la nota existen otras frecuencias: sus armónicos. Este fenómeno de "frecuencias dentro de la frecuencia", por así decirlo, sólo sucede cuando la onda vibra de forma organizada. El ruido no tiene estructura, lógica ni puede ser leído como un mensaje, sólo son partículas desordenadas sobre una plancha de metal. Se requiere de un onda estacionaria para crear orden, como el las figuras de Chladni [87].

Poseer un medio interno estructurado de forma tal que sirva como una matriz de ondas armónicas es una ventaja evolutiva para cualquier ser vivo, ya que optimiza la transferencia de información incluyendo varios mensajes en una misma onda estacionaria. Dependerá exclusivamente del pre-stress del tejido, célula o molécula diana y de la empatía vibratoria que tenga, cuál será la información que tomará para sí, por lo que cualquier alteración tensional que posea podría provocar que dejara de "escuchar" el mensaje desconectándola del principio integrador del sistema.

Volvamos a visualizar esto a través de un ejemplo. Al presionar en un piano la tecla correspondiente a la nota DO, la vibración que se genera viaja por toda la anatomía del piano pero sólo algunas otras cuerdas comienzan a moverse por empatía vibratoria y no todas están afinadas en DO precisamente. Por lo que hemos visto respecto de los mensajes incluidos en una onda estacionaria, las cuerdas que están afinadas en las frecuencias armónicas del DO (SOL y MI, en este caso) comienzan a vibrar también, dando la sonoridad que distingue al instrumento. ¿Qué pasaría si estas cuerdas estuviesen desafinadas, es decir, que su tensión de base (pre-stress) estuviese alterado? Simplemente no entrarían en vibración empática con nuestra nota DO. No verían en mensaje, ya que están preparadas para escuchar otra frecuencia. La molécula, célula o tejido como estructuras tenségricas que son podrán entonces vibrar de forma empática o no, recibiendo la información en forma completa, parcial o hasta incluso no darse por aludidos, dependiendo exclusivamente del nivel de pre-stress que posean.

Estos principios físicos y biológicos no son nuevos, de hecho han sido utilizados, por ejemplo, para desentrañar cómo está diseñada una molécula o la arquitectura de un tejido desde los años 40, ya que, como hemos señalado anteriormente, cada estructura posee en su forma de vibrar una firma que la distingue. Es lo que se conoce como *Espectroscopía Vibracional*, que se utiliza para el estudio de gases, líquidos, sólidos o disoluciones, incluso en condiciones extremas de temperatura o presión.

La Espectroscopía Vibracional analiza la energía absorbida (*E. Infrarroja*) o dispersada (*E. de Raman*). Esta absorción o dispersión se da en base a la frecuencia a la cual vibra la materia analizada, ya que en función de la frecuencia de su oscilación va a interaccionar con una onda electromagnética de una forma determinada. En el estudio de la fascia, por ejemplo, debido a su alto contenido de proteínas de colágeno tipo I-III, se utilizan técnicas como la *Microscopía de Fuerza Piezosensible* y la *Microscopía generada por Segundos Armónicos* [49]. Gracias a estos métodos de visualización sabemos que la estructura de una fibra individual de colágeno no tiene centro de simetría (como si fuera un cristal piezoeléctrico).

El contínuo tenségrico jerárquico de Ingber es una autopista de información que vibra organizadamente modulando inmensos volúmenes de información, permitiéndole a un sistema de altísima complejidad, con un sinfín de variables y grados de libertad funcionar integrando lo macro con lo micro como una unidad. Sobre esta realidad trabajamos como osteópatas día a día.

La Física de las ondas estacionarias: una aproximación a la fisiología de las terapias manuales

En un Universo geométrico repleto de materia en estado de conflicto y balance tensional que vibra en consecuencia, la existencia de ondas estacionarias o armónicos es un espejo en el que el equilibrio dinámico se refleja.

Analicemos el fenómeno de las ondas estacionarias paso a paso, desde el principio [89]. Imaginemos que sostenemos en nuestras manos una cuerda que se encuentra atada a un punto fijo en el otro extremo. Si estirándola le imprimimos un movimiento súbito de manera tal que éste genere una ondulación que viaje desde el punto donde nos encontramos hasta el otro extremo de la cuerda, veremos que al llegar allí ésta cambia de dirección y vuelve sobre sus pasos. Como ondas en un estanque generadas al arrojar una piedra, esta vibración viaja expandiéndose desde el centro de la perturbación hasta llegar a la orilla donde rebota y vuelve hacia el centro. Así toda onda que se propaga en un medio finito, al llegar al extremo contrario, recibe una respuesta que viajará en sentido opuesto. Llamaremos a la primera *onda incidente* y a la segunda *onda reflejada*.

Si el estímulo que creó la onda inicial tiende a repetirse en el tiempo se producirá una situación en la que por el mismo medio viajan ondas que van y otras que vuelven. Cada una de características distintas, tanto en longitud, frecuencia y amplitud de onda. A partir de la interacción entre la onda incidente y la reflejada podrán darse matemáticamente tres situaciones distintas: si no hay coincidencia o proporción en ninguna de sus características (tales como frecuencia, amplitud de onda, etc.) la cuerda o el medio se moverá de forma desorganizada (la superficie del estanque se volverá irregular); si se diera el caso en que estas características fueran idénticas pero de signo contrario, se anularían entre sí (el estanque se mostraría como si no hubiera recibido el impacto de piedra alguna); existe una tercera opción en la que relación entre la tensión del medio, su densidad de masa lineal y la frecuencia de la perturbación producen longitudes y amplitudes de onda que están proporcionalmente relacionadas de forma tal que el medio comienza a vibrar de forma organizada dibujando puntos de aparente quietud (nodos) y crestas y valles (antinodos) que parecieran no desplazarse sino alternar en su lugar (de ahí el nombre de *onda estacionaria*). Esta situación final es lo que conocemos como *armónico* [97,98].

En resumen, un armónico es un modo de vibración organizada donde no hay ruido o caos. Entrar en resonancia significa vibrar de esa manera, trayendo orden donde antes no lo había. La materia que entra en resonancia, se organiza. En un cuerpo tenségrico sano, todo es una onda estacionaria o al menos, busca serlo. Un organismo sano está en resonancia con las vibraciones de su medio interno.

Un ejemplo claro y fácil de visualizar respecto de cómo una onda estacionaria organiza la materia son las ya mencionadas *Figuras de Chladni*. En ellas se muestran distintos patrones como dibujos que una sustancia granulada depositada sobre una placa metálica adquiere al ser estimulada con una vibración determinada. No cualquier frecuencia es capaz de crear estos diseños, únicamente aquellos valores que entran en resonancia con las cualidades del material de la placa (que hace las veces de medio de propagación) logran organizar la sustancia.

Comprender cómo la matemática de ondas estacionarias afecta nuestro día a día como osteópatas es primordial, ya que es posible que hallemos aquí el justificativo de gran parte de las técnicas que realizamos a diario en el paciente. Comencemos por repasar las variables que pueden existir en una onda:

La **velocidad de propagación** (v) es la rapidez con la que viaja la onda en el medio en el que se mueve. Una onda sonora viajará a diferente velocidad dependiendo de si lo hace en el aire, en el agua dulce, en el agua salada o en algún sólido. Esta variable está en íntima relación con la *frecuencia* y la *longitud de onda*, pero puede calcularse también en relación a la *tensión* y a la *densidad de masa* del medio. Existen por lo tanto dos formas de calcularla. Podemos verlo en las siguientes ecuaciones:

$$v = f.\lambda \qquad v = \sqrt{\frac{T}{\mu}}$$

La **frecuencia** (f) es la cantidad de veces que una onda completa pasa por un punto determinado en la unidad de tiempo. Por ejemplo, la frecuencia de sonido que se usa en alguno de los equipos de ultrasonido en Fisioterapia es de 1Mhz, esto quiere decir que en 1 segundo se han emitido 1 millón ondas por el cabezal del equipo.

La **longitud de la cuerda** (L) es la distancia que hay entre los extremos de la cuerda. En un piano o en un arpa, las cuerdas no tienen todas la misma longitud y esto repercute directamente en la nota que cada cuerda emite. A nivel biológico estará representada por la extensión del tejido que estamos tomando en consideración. Sobre esta variable distinguimos si una técnica es funcional o estructural. Cuando acortamos la longitud del tejido en cuestión estaremos trabajando de forma funcional, si en cambio alejamos sus extremos lo haremos en forma estructural. Durante mucho tiempo hemos teorizado el por qué es beneficioso trabajar de una u otra manera o sobre por qué es útil y resulta eficaz el acortar la porción de tejido que estamos trabajando yendo hacia la facilidad. La matemática de ondas estacionarias, como veremos luego, probará ambos caminos como válidos.

La **longitud de onda** (λ) es la distancia que existe entre dos puntos consecutivos entre los que se puede visualizar un recorrido completo de la onda. Está en íntima relación con la frecuencia y la velocidad de propagación matemáticamente hablando. Debemos tomar en cuenta que en lo que denominamos *modo fundamental* o *primer armónico* la cuerda pareciera oscilar generando un sola cresta (antinodo) que se mueve en ambos sentidos, por lo que se necesitará una distancia igual al doble de la longitud de la cuerda para igualar a la longitud de onda, o lo que es equivalente, la longitud de la cuerda será igual a la mitad del valor de la longitud de onda.

$$L = \frac{\lambda}{2}$$

Esta expresión es válida para el modo fundamental, pero a partir de ella se puede expresar cualquier armónico como un múltiplo de ese modo fundamental. Cualquier armónico será igual a "n" veces media logitud de onda.

$$L = \frac{n.\lambda}{2}$$

Por lo tanto:

$$\lambda = \frac{2.L}{n}$$

La **densidad de masa lineal de la cuerda** (μ) se mide generalmente en gramos por metro y hace referencia al material que compone la cuerda y a su espesor. En una guitarra por ejemplo, cada cuerda tiene un espesor distinto. En el plano biológico hace referencia a la calidad del tejido. Un tejido conectivo más fibrótico, más denso, peor nutrido, con proliferación de colágeno a partir de una merma en la presión parcial de oxígeno local, incrementará su densidad de masa lineal. La "cuerda" de ese tejido tendrá mayor densidad. La calidad de la alimentación del paciente también estará en juego aquí, lo mismo que su genética (si es de tendencia más laxa o densa). Podrá considerarse también la presencia o no de alguna enfermedad metabólica de base, llámese diabetes, colesterol, etc. Debemos tener en consideración todas las formas que existen de modificar esta variable para que el diagnóstico y el tratamiento de nuestro paciente sean correctos.

Finalmente, la **tensión de la cuerda** (T) es el pre-stress que posee la cuerda por la que viaja la onda. Pensemos nuevamente en una cuerda de guitarra, la tensión de la cuerda se ajusta desde el clavijero y así se modifica el tono que la cuerda realiza al vibrar. Es la tensión de base que cada segmento del organismo tiene merced a su diseño tenségrico. Representa el objetivo de todos nuestros tratamientos ya que el resultado final de ejecutar la técnica de nuestra elección, será el cambio que logremos en el pre-stress presente en el tejido. Por esta razón es que, a la hora de combinar estas ecuaciones con el fin de obtener una única expresión que incluya todas estas variables, buscaremos entender cómo todas modifican su valor. Sintéticamente, los pasos serían los siguientes:

$$v = f . \lambda \qquad v = f . \frac{2.L}{n} \qquad f . \frac{2.L}{n} = \sqrt{\frac{T}{\mu}}$$

$$T = \frac{4 . \mu . L^2 . f^2}{n^2}$$

¿Es factible utilizar una aproximación matemática para explicar el comportamiento de esta matriz de armónicos en un plano biológico? Empecemos por decir que es una reducción matemática de una realidad más compleja. La variable de *densidad de masa lineal* (μ) por ejemplo, tiene en la ecuación un valor único, mientras que en el organismo tendrá distintos valores según la porción de tejido que estemos evaluando. Sin embargo, no es el fin de esta ecuación arrojarnos un valor determinado, sino mostrarnos matemáticamente cómo se relacionan estas variables al momento de ejecutar una técnica o fundamentar su basamento fisiológico. El entender cómo cada variable afecta el equilibrio de la ecuación nos permitirá entender cómo podemos modificar la tensión del tejido (T) desde varios ángulos distintos y decidir entonces cuándo priorizar un tipo de técnica sobre otra.

Según esta fórmula, existen tres formas o tres caminos para modificar la tensión del tejido (T):

$$\uparrow\downarrow T = \frac{4 . (\uparrow\downarrow \mu) . (\uparrow\downarrow L^2) . (\uparrow\downarrow f^2)}{n^2}$$

La densidad de masa lineal (μ) es la variable que representa a la calidad del tejido. Una mala alimentación o una hidratación deficiente, la existencia de fibrosis o cicatrices, aumentan la densidad del tejido. Para mantener balanceada la ecuación la tensión se eleva, el tejido se convierte en una espina nociceptiva, un rincón dentro del sistema donde la información está alterada y crece la entropía. Esta aproximación matemática del comportamiento de la matriz armónicos pone en evidencia que todo tratamiento debe incluir una mejora en la calidad del tejido, ya sea mejorando su oxigenación, su nutrición y la eliminación de elementos tóxicos que empobrecen la calidad del mismo.

El segundo término que modifica la tensión es la longitud de la cuerda (L). Al igual que la densidad de masa lineal, su aumento también eleva la tensión del tejido, sólo que en este caso el ascenso no es lineal, sino exponencial ya que el término está elevado al cuadrado, lo que la convierte en una poderosa variable llegado el momento de incidir sobre el balance de la ecuación. A lo largo de la evolución el organismo ha tomado varios recaudos para poder controlarla en los diferentes estratos tisulares. En la fascia, el miofibroblasto tiene la capacidad de contraerse lentamente ajustando la tensión del tejido. En el músculo, al ser este un tejido con una estructura interna cuya especialidad consiste en ser capaz de cambiar de longitud, los controles para mantener un correcto balance en la relación tensión y longitud se extreman. Por esto encontramos aquí receptores especializados tanto en sensar la tensión (Órgano Tendinoso de Golgi) y los cambios en la longitud del tejido (Huso Neuromuscular con sus fibras en saco y en cadena) conectados a arcos reflejos directos y cruzados que tienen como función balancear la ecuación manteniendo la integridad del tejido. Gran parte de las técnicas que se utilizan en la terapia manual apuntan a modificar esta variable.

La ecuación nos plantea otra mirada para el caso de las llamadas Técnicas Funcionales que nos permite explicarlas desde un punto de vista tenségrico. En todas ellas el justificativo de su funcionamiento recae en el circuito neurológico y en el papel de los receptores, que al acercar los extremos del tejido a tratar, se silencian apagando el bucle de información aberrante y volviendo a poner "en línea" al tejido. Los receptores y las vías nerviosas implicadas cambian en cada caso, pero la información que se origina en el tejido responde en cada ocasión al balance de las variables: Si la longitud del tejido disminuye ($\downarrow L^2$), la tensión bajará ($\downarrow T$). Por esto una técnica funcional será válida tanto en un músculo que posee un huso neuromuscular, como en la fascia, un ligamento, una aponeurosis, o el tejido que fuere.

Lo interesante de esta aproximación matemática derivada de la concepción del tejido como una "matriz de armónicos" es que nos explica también cuál es el mecanismo que le permite al tejido volver a ponerse "en línea" y cumplir con su misión de vía de los impulsos vibratorios organizados. El tejido, al ser llevado y sostenido por el terapeuta hacia la posición de balance de vectores de fuerzas (hacia la *facilidad* en la jerga osteopática), logra recuperar su capacidad de "escucha mecánica" de los flujos vibratorios del sistema, volviendo a estar en estado de resonancia y disminuyendo su entropía. Es por esto que al retirar el contacto que ejerce el terapeuta con el tejido tratado, el tejido no vuelve a un completo estado de alteración de su pre-stress.

En el caso de las Técnicas Estructurales que buscan reestablecer el correcto balance de una ecuación en la que la variable tensión está elevada ($\uparrow T$), aumentando aún más los valores de la longitud del tejido ($\uparrow\uparrow\uparrow L^2$), la justificación de tal acción es algo más compleja y dependerá de cuál sea el tejido a considerar. Nuevamente, un tejido como el muscular tendrá su propia versión del asunto. En este caso, la estimulación de receptores de protección del tejido como pueden ser los órganos tendinosos de Golgi, creará un arco reflejo que devendrá en una inhibición de la motoneurona alfa, con lo que podemos justificar el descenso del tono muscular utilizando este tipo de técnicas. A nivel fascial el mecanismo pareciera tener que pasar por otro lado. La ecuación nos propone una hipótesis a evaluar: el aumento de la longitud de la cuerda, provoca un descenso de la densidad de masa lineal (μ) ya que la reestructuración molecular del tejido debe organizar su masa en una longitud que excede su estado actual. Mientras el tejido se adapta a esta variable es común que el operador sienta lo que podría describirse como un "corcoveo" que no es otra cosa que la reorganización molecular de los vectores de fuerza dentro de la propia arquitectura tisular. Finalizado el período de descenso de densidad de masa, el malestar en el tejido cesa, logrando entrar en resonancia y reconectar con las vibraciones del organismo. En este momento, luego del silencio (punto de quietud o "still point", nuevamente en jerga osteopática) que supone el fin de la reorganización molecular, es posible que el terapeuta sienta ahora que el tejido expresa movimiento ya que al estar expuesto nuevamente a los mensajes organizadores que le envía la matriz, buscará encontrar nuevamente un equilibrio que ya no dependa de la acción del terapeuta.

La frecuencia (f) es la última variable que puede afectar el balance de la ecuación. Este valor guarda una íntima relación con el denominador del término (n), ya que el mismo hace referencia a la cantidad de antinodos (crestas o valles) que tiene la onda estacionaria en cuestión. De esta forma, un primer armónico o modo fundamental posee un n de valor 1 y en la medida que vamos incrementando la cantidad de antinodos, la frecuencia de la onda se eleva en valores que son múltiplos del armónico original (o tónica, como se lo denomina en teoría musical). Es por esto que al hablar de cómo la frecuencia incide sobre la ecuación, nos estaremos refiriendo en realidad a ambos valores (f y n) en conjunto, ya que se mueven de forma indisociada. La presencia de estas variables en la ecuación constituye una prueba irrefutable que justifica y explica cómo estímulos oscilatorios pueden cambiar el nivel de tensión del tejido. Así, toda terapia manual que utilice un principio rítmico que busque inducir una oscilación o encontrar y modificar la frecuencia a la cual el tejido se mueve de forma armónica, estará ingresando en la ecuación a través de estas variables. El operador deberá evaluar cuál es la cantidad de oscilaciones por segundo en la cual el tejido con esa tensión determinada responde más a gusto. Al encontrar este punto, el terapeuta habrá ajustado el dial y sintonizado la frecuencia correcta que abrirá un canal para que el organismo escuche por empatía vibratoria lo que el operador proponga. Estaremos modificando la ecuación ya no por los cambios de longitud en el tejido o por el cambio en su densidad de masa lineal, sino a través de proponerle una frecuencia de movimiento que éste pueda entender.

Todas las técnicas que conocemos de terapia manual, pueden describirse como una forma de modificar esta ecuación en búsqueda de un nuevo balance de sus términos. Todas representan distintos caminos para modificar el pre-stress o tensión en el tejido, para que éste vuelva a vibrar en armonía con el organismo, deje de representar una zona de ruido en el sistema, abandonando su papel de espina nociceptiva y volviendo a funcionar como una correcta vía para la mecanotransducción de señales.

La variable que no se encuentra presente en la ecuación pero debemos tener en cuenta es el tiempo. Si una técnica manual es de duración breve, de estímulo corto y rápido (como en el caso de una maniobra manipulativa), la acción del terapeuta seguirá trabajando sobre los parámetros planteados en la ecuación, pero debido a la velocidad y brevedad del estímulo los destinatarios principales serán los receptores que utiliza el sistema nervioso central para leer y actuar (inputs y outputs) sobre el pre-stress del tejido. Este tipo de técnicas generan cambios principalmente por la modificación del arco reflejo que actúa sobre el tejido (y por ende también sobre las variables presentes en la ecuación), que por la acción sobre las cualidades del tejido (que constituyen a cada una de las variables en sí).

Para la Osteopatía el valor real de esta aproximación es que permite explicarnos las bases de la terapia manual. La Tensegridad nos ha proporcionado los modelos físicos y matemáticos que completan las ideas y los trabajos de diversos autores (dentro y fuera de nuestra profesión), y tienden puentes entre distintas formas de diagnóstico y tratamiento del paciente.

De la Tensegridad a la Interocepción: la integración de los armónicos

Incluso en la enorme diversidad cultural del mundo en el que vivimos, existen algunos idiomas que son universales. Las Matemáticas y la música probablemente sean los dos mejores exponentes de vías de comunicación que tienen la maravillosa virtud de unirnos en una misma lengua. En el caso de la música, todas sus formas y tipos de armonías, estilos y ritmos (todos diferentes entre sí, nacidos de la historia cultural de quienes los crean), poseen patrones, reglas, juegos de tensiones que estimulan áreas de nuestro sistema nervioso central. A lo largo de la historia de la humanidad, acompañando su evolución como especie, siempre ha habido música, de tal forma que en la medida que el ser humano avanzó evolutivamente, más complejas han sido tanto las emociones que hemos sido capaces de sentir y los sonidos o fonemas que hemos podido crear. Desde tiempos inmemoriales la música ha sido una forma de expresión, de comunicación, una protolengua; sea un tam-tam tribal, la 5ta sinfonía de Beethoven o la música electrónica, nuestro cerebro nos recompensa siempre activando el circuito neurológico de placer, tal y como si se tratara de una función vital como comer o reproducirnos. Nos produce placer escuchar música, siempre ha sido así, en todas y cada una de las culturas que existen [99].

La capacidad de la música para elevar los niveles de los neurotransmisores que nos producen bienestar (como la serotonina, la oxitocina, las endorfinas o la dopamina) radica en que tiene un orden, una lógica. La música y los sonidos tienen estructura, el ruido es desorden. Toda melodía se encuentra escrita sobre una escala que posee intervalos de tonalidades específicos sobre los que se construyen acordes que determinarán el modo de esa escala (sea Jónico, Dórico, Frigio, Lidio, Mixolidio, Eólico o Locrio). Así las notas y los acordes juegan con la tensión todo a lo largo de la melodía según la relación que guarden con la tónica, que será el sonido que nos transmitirá la sensación de reposo, quietud, relajación. Por más complejo que resulte explicarlo, lo maravilloso de la música es que nuestro cerebro pareciera saber ya todo esto. No necesitamos poseer conocimientos de teoría musical para disfrutar de una melodía. No es preciso que sepamos la tonalidad de una composición musical para que esta nos transmita sus tensiones, su ritmo, su brillo o su oscuridad.

Desarrollado filogenéticamente sobre formas de vida cada vez más complejas, pero constituidas en su totalidad por materia geométricamente diseñada con la virtud de vibrar y comportarse como una matriz tenségrica de armónicos, es lógico que nuestro cerebro posea la capacidad de percibir y disfrutar de la música y diferenciarla sin dificultad del ruido, sin que medie una instrucción sobre teoría musical. Esta misma capacidad de regocijarse con una serie de sonidos armónicos es la que el cerebro utiliza para percibir y procesar la complejidad de nuestro medio interno, leyendo las ondas estacionarias presentes en él, creando a partir de esta información el sentido de unidad del organismo.

En sus estudios sobre el fenómeno de "miembro fantasma" [59] publicados en 1990, Ronald Melzack investigó los casos de personas amputadas que eran capaces de percibir la extremidad ahora faltante, un suceso que, según describió el autor, ocurre con una frecuencia del orden del 95 al 100% de las veces. Situaciones similares encontró en casos de histerectomías luego de las cuales las pacientes referían sentir calambres menstruales, o en pacientes a los que se les había removido la vejiga que se quejaban de sentir su vejiga llena o de tener la sensación de orinar. Las pacientes mastectomizadas, por mencionar otros ejemplos, pueden sentir dolor o sensibilidad en el pezón del seno amputado. El fenómeno puede existir incluso sin que medie amputación alguna, son los casos de avulsión del plexo braquial, bloqueos anestésicos espinales o incluso en lesiones completas de la médula torácica. Por el contrario, es típico también encontrar en personas que han sufrido una lesión de su lóbulo parietal derecho, la completa negación de una parte de su cuerpo, ignorando incluso el espacio que ocupa.

La evidencia apuntaba a que ninguno de estos fenómenos podían ser explicados a partir de mecanismos periféricos tales como neurinomas y otros procesos patológicos de esa índole. Su origen debía ser central. Para quienes tienen conocimiento de neuroanatomía, el primer impulso es pensar en asociarlo con la corteza post-central somatosensorial, pero se demostró que luego de la extirpación de esta área, con el tiempo, el fenómeno del "miembro fantasma" reaparecía.

La conclusión a la que arribó Melzack fue que el cerebro tiene vías de procesamiento de la información que generan las bases para la sensación del propio cuerpo. Denominó a estas vías como "Neuromatrix": una red de neuronas "built-in" con capacidad de aprendizaje, que se extiende en amplias áreas del cerebro generando una *experiencia única de cuerpo*. Una característica de esta Neuromatrix debía ser la presencia de "loops" talamocorticales y límbicos capaces de divergir para permitir el procesamiento en paralelo de la información en diferentes componentes de la matriz neural. Luego de expandirse por la red, los ciclos de información volverían a converger repetidamente para permitir las interacciones entre los distintos posibles outputs del procesamiento. Esta repetición cíclica de procesamiento y creación de impulsos nerviosos en la Neuromatrix, daría lugar a un patrón característico o firma neurológica ("neurosignature"), al igual que ocurre con las ondas estacionarias y sus armónicos, con el que todo input es reconocido o considerado como un evento nuevo y extraño.

Esta teoría del procesamiento de la información con loops divergentes, luego convergentes, implica la interacción de diferentes áreas dentro del Sistema Nervioso Central (SNC). Así, los inputs son procesados en paralelo en distintos niveles de jerarquías neurológicas por áreas que vinculan aspectos emocionales, autonómicos, endócrinos e incluso posturales. Las respuestas elaboradas por tanto, tendrán una amplia pluralidad de aspectos, pudiendo un estímulo de características mecánicas, provocar una respuesta al mismo tiempo mecánica, emocional, endócrina y/o autonómica.

La conciencia del propio cuerpo y de todas sus variables (temperatura, niveles de oxígeno, glucosa, osmolaridad, presencia de productos metabólicos, tensión, longitud y, por qué no, correcto estado vibracional, por ejemplo), sería entonces consecuencia directa de la integración de forma simultánea de una infinidad de inputs realizada por varios niveles neurológicos al mismo tiempo que constituyen por tanto, un sistema interoceptivo asociado al control autonómico motor que será el efector neural indispensable para la homeostasis.

El diseño de la Neuromatrix está por lo tanto, completamente en línea con el concepto de un sistema nervioso que trabaja de forma psico-neuro-inmuno-endocrinológicamente. La integración es permanente y total. La homeostasis y con ella todo aquello que entendemos por "salud del individuo" son términos que conjugan todas las aristas del ser humano. Queda entonces eliminada de plano la noción de enfermedad "psicosomática", ya que nada escapa a ser integrado por la Neuromatrix.

La matriz de armónicos se vuelve por lo tanto una fuente inagotable de información sobre el estado del medio interno para el cerebro. El sistema de aferencia homeostática debe ser capaz por lo tanto de leer las ondas estacionarias presentes en el organismo, interpretando allí donde las vibraciones no se comporten organizadamente como un foco de entropía que se volverá una espina nociceptiva. La llegada de métodos de estudio e imágenes más avanzados, como la Resonancia Magnética Nuclear Funcional, demostrarían la hipótesis de la Neuromatrix de Melzack. Uno de los autores más importantes en este sentido es A. D. Craig[2] que en 2003 aportó evidencia neuroanatómica de una matriz metacognitiva en la parte anterior de la corteza insular derecha que integra inputs que provienen de todos los tejidos.

Entre el 70-90% de las fibras sensitivas que posee el organismo son terminales nerviosas libres ligadas a las fibras de menor diámetro que existen en los nervios periféricos, las tipo C o Aδ. Cada una de estas fibras está asociada a un tipo específico de terminal nerviosa libre, ya que en la bibliografía se mencionan dos variantes[46,57].

Las fibras C están ligadas al tipo I, que posee un extremo corto (menos de 50 micrómetros de longitud) de disposición vertical, lo que determina un área de acción muy pequeña menor a 100 micrómetros a la redonda, y posee una velocidad de conducción inferior a 1,5 m/s. Las fibras Aδ por su lado, están asociadas al tipo II, que posee un extremo más largo (entre 0,1 y 1,2 mm) y de disposición horizontal, lo que genera un área de estímulo que puede llegar a los 10 mm2, siendo su velocidad de conducción nerviosa siempre mayor a los 2 m/s, pudiendo llegar hasta los 30 m/s dependiendo la bibliografía consultada.

El tipo II de terminales nerviosas libres ligado a fibras Aδ tiene una característica particular que lo convierte en el mejor candidato a ser la vía de entrada de eventos vibratorios. Su alta velocidad de activación no cuadra con los tiempos que involucran sistemas de segundos mensajeros celulares, lo que sugiere fuertemente que son estímulos mecánicos los que activan segmentos de transmembrana que generan finalmente la despolarización del receptor. Estamos en presencia de un mecanorreceptor. Nuestro Sistema Nervioso Central por lo tanto, debe poder leer la matriz de armónicos que, a través del volumen de información que es capaz de llevar en sus ondas estacionarias, le hablará del estado de cada órgano, tejido y célula en el organismo.

Sabemos entonces que las terminales nerviosas libres exhiben una morfología y una especialización que tiene su correlación con la fibra aferente por la que viaja la información. Las fibras Aδ poseen terminales tipo II que se comportan como mecanorreceptores, pero ¿cuál es el estímulo al que responden los terminales tipo I asociados a fibras C? En la bibliografía, figuran distintos subtipos de receptores ligados a estas fibras que responden a estímulos térmicos leves (de calor y frío), químicos, dolorosos, y los estudios más recientes han demostrado su activación frente al tacto agradable (caricia).

Las vías anatómicas periféricas que estas aferencias vegetativas recorren pueden dividirse en dos, ya que algunas integran nervios craneales con componente parasimpático, y las restantes viajan por nervios del sistema ortosimpático. Los nervios craneales con componente aferente parasimpático son el IX y X par (Glosofaríngeo y Neumogástrico) y terminan haciendo sinapsis en el Núcleo del Tracto Solitario (NTS), mientras que las vías aferentes presentes en el sistema ortosimpático finalizan monosinápticamente en la lámina I de la médula y el asta dorsal trigeminal. Por uno y otro camino, las fibras C y A⍰ llevan información polimodal desde superficies cutáneas y tejidos profundos hacia el sistema nervioso central.

La Lámina I y el NTS constituyen el primer escalón del Sistema de Aferencias Homeostáticas. Aquí se generará la primera respuesta, la de menor jerarquía neurológica. Las neuronas presentes en la Lámina I y en el asta dorsal trigeminal proyectan densamente hacia columnas de células autonómicas presentes en médula formando el *loop espino-espinal o primer loop*. En este nivel, los diferentes tejidos desde donde las fibras C y A⍰ traen información poseen una organización de tipo metamérica, identificándose segmentos medulares que mediante reflejos autonómicos vinculan al miotoma, dermatoma, esclerotoma, viscerotoma y al angiotoma, todos ellos componentes de la metámera.

Si bien este primer nivel ha dado lugar a varias tipificaciones de respuestas patológicas a lo largo de la historia, el fenómeno que actualmente denominamos "disfunción somática" tiene una complejidad que es imposible que pueda ser abarcada por esta jerarquía neurológica únicamente. Del mismo modo, este loop espino-espinal no puede explicar en su totalidad el trabajo osteopático o de la terapia manual. Debemos ahondar en la anatomía de este Sistema de Aferencias Homeostáticas, ya que es el verdadero destinatario de cada técnica manual implementada.

El *segundo loop* se sirve de las proyecciones que parten desde la Lámina I teniendo como destinatarios sitios "preautonómicos" en el tronco del encéfalo, constituyendo el segundo escalón en la jerarquía de control homeostático. Estos sitios, representados principalmente en el grupo A1 (un núcleo noradrenérgico localizado en la médula ventrolateral, vecino del núcleo reticular lateral), proyectan a su vez vías ascendentes que integran loops "más altos", y descendentes, que tienen como destino final la médula ventro medial y ventrolateral rostral, desde donde partirán conexiones hacia niveles inferiores en médula, dando lugar a respuestas más complejas.

El destino más importante de la Lámina I, el grupo A1 y el NTS a nivel de la porción superior del tronco del encéfalo son los núcleos parabraquiales o "complejo parabraquial" (PB), llamados de esta manera por su relación topográfica con el pedúnculo cerebeloso superior. Si bien se los divide usualmente en medial y lateral, pueden ser divididos a su vez en una docena de sub núcleos. Este conjunto de núcleos representan el mayor integrador de todas las aferencias homeostáticas, siendo por tanto esencial para el mantenimiento cardiovascular, respiratorio, energético y el equilibrio de electrolitos y agua en el organismo. Una gran cantidad de las proyecciones sinápticas que surgen de estos núcleos tiene por destino la Sustancia Gris Periacueductal (o PGA, por su denominación en inglés: "periaqueductal gray") que no es otra cosa que el ***centro homeostático del mesencéfalo***, guiando la actividad autonómica, neuroendócrina y conductual. En conjunto, las vías provenientes de la Lámina I, el grupo A1 y el NTS, el complejo parabraquial, y la Sustancia Gris Periacueductal que envía su respuesta elaborada mediante vías descendentes a la médula ventromedial y ventrolateral (y estas a su vez a metámeras espinales inferiores), constituyen el *tercer loop*.

El *cuarto loop* avanza a un nivel superior en la jerarquía neurológica. Fibras provenientes directamente del grupo A1 en la médula ventrolateral y otras del complejo parabraquial van a ir a hacer sinapsis en Hipotálamo, el ***centro homeostático del diencéfalo***. Estas conexiones son fundamentales para generar una respuesta neuroendócrina a los requerimientos tisulares. Cuanto más alto se vuelve el loop, más integrada y compleja es la respuesta. Las vías eferentes del Hipotálamo incluyen todos los centros aferentes y eferentes de los loops inferiores, es decir, tiene conexiones con la Lámina I, el NTS, el grupo A1, el complejo parabraquial, la PAG, la médula ventromedial rostral, y la médula ventro medial. Por otro lado, activará el eje Hipotálamo-Hipofisario pudiendo incluir en la respuesta su acción sobre la corteza y médula suprarrenal, la tiroides, las gónadas, el eje nervioso simpático, etc.

El máximo nivel del Sistema de Aferencia Homeostática se conforma con el *quinto loop*. Éste involucra tres vías que, a través de distintos núcleos del tálamo, acceden a lo que se denomina la **Corteza Homeostática Sensoriomotora**, constituída por la corteza cingulada anterior, la Ínsula y la corteza interoceptiva (localizada en el margen dorsal de la corteza insular). Cada una de estas estructuras envían información sobre la actividad primaria interoceptiva a la Ínsula anterior, donde se construye una *imagen subjetiva* del propio cuerpo, un "yo físico como sensación de entidad" que es característico de la conciencia humana que supera a la antigua jerarquía homeostática en la médula espinal, el tronco del encéfalo y el hipotálamo.

Como hemos mencionado, cada vía de este quinto loop involucra un núcleo talámico en particular. Estos son el dorsal medial (MD), el ventral medial basal (VMb) y el ventral posterior medial (VMpo ó VPM). Los tres reciben por medio del haz espinotalámico lateral, información proveniente directamente de la Lámina I de médula, pero sólo los dos primeros (MD y VMb) reciben también aferencias que tienen su origen en el complejo parabraquial (PB).

El núcleo MD envía sus eferencias hacia la corteza cingulada anterior (ACC), también llamada "corteza motor límbica" que tendría un rol primordial en el comportamiento homeostático en relación al componente afectivo/emocional. Para completar la vuelta del loop, sus eferencias buscan hacer sinapsis en la Sustancia Gris Periacueductal (PAG).

La segunda vía incluye al núcleo VMb que tiene la distinción de, en los primates, recibir también inputs directamente del NTS, esta información se suma a la proveniente de las aferencias ya mencionadas que se encuentran presentes en todos los mamíferos. Sus eferencias tienen como destino principalmente la Ínsula que como hemos dicho, completa el loop vía PAG; pero también se lo menciona junto con el núcleo VPM proyectando sinapsis hacia el margen dorsal de la corteza insular ("corteza interoceptiva").

El haz espino talámico lateral tiene la característica de crear una *proyección topográfica del organismo* en el núcleo talámico ventral posterior medial

(VPM), constituyendo la tercer vía del quinto loop. A partir de aquí el destino único de sus eferencias será la denominada ***corteza interoceptiva***. Esta zona que, como hemos señalado, se localiza en el margen dorsal de la corteza insular, distingue al ser humano del resto de los mamíferos (ya que en la evidencia neuroanatómica comparativa indica que esta vía está más desarrollada en humanos), y posee un rol fundamental en la homeostasis como *corteza sensitiva límbica*. Existe además evidencia fisiológica que indican la presencia de aferencias vagales viscerales y cardiovasculares directas que provendrían desde el NTS, pero no está claro aún. Por otro lado, en sus vías eferentes, esta corteza interoceptiva tiene íntimas conexiones con la corteza cingulada anterior (o *corteza motora del sistema límbico*), la corteza orbitofrontal, la amígdala y el hipotálamo (estos últimos dos centros, cierran el loop con sus proyecciones descendentes hacia la sustancia gris periacueductal).

Por su parte, la interacción de la corteza homeostática sensoriomotora con la corteza insular anterior refuerza la idea de que las emociones se generan como si fueran sensaciones del cuerpo físico, lo que va en contra de la idea de que existan síntomas que son somato emocionales y otros que no, ya que en el Sistema de Aferencia Homeostática soma y emoción son integrados en conjunto.

Si bien en el trabajo de Craig en 2003 se hace hincapié en la corteza insular anterior *derecha*, trece años más tarde se evidenció que en realidad el funcionamiento de estas áreas corticales es bilateral y asimétrico. Es decir, este neo córtex sensoriomotor que integra información homeostática, emocional y límbica, y gracias a esto es capaz de proporcionar un control adaptativo total al cuerpo, posee una lateralización. En el lado ***derecho***, se operan los afectos negativos, el comportamiento de huida y el gasto energético, todas acciones con una estrecha vinculación al sistema neurovegetativo ortosimpático. En el lado ***izquierdo***, por el contrario, se procesan los afectos positivos, el comportamientos de acercamiento y la obtención de energía alimentaria, en este caso más en relación con el sistema neurovegetativo parasimpático.

Como el mismo autor menciona en un trabajo de 2016, hasta hace poco no había casi evidencia de dicha lateralización en estudios hechos en humanos [32]. La primera evidencia neuroanatómica de dicha asimetría fue aportada por estudios realizados sobre receptores de dopamina (Tomer 2013-2014). Actualmente, se la ha validado por evidencia en diferentes campos de investigación como estudios etiológicos (lado izquierdo ligado a la rutina, el derecho a los desafíos), clínicos (anestesia de cerebro anterior izquierdo conlleva a signos de depresión, y en caso del derecho, a la euforia) y hallazgos psicofisiológicos en electroencefalogramas (activación cerebro anterior izquierdo frente al acercamiento, afectos positivos que van de la mano de un aumento del tono vagal, y una activación de su contralateral derecho en actitudes de esquive, afectividad negativa de la mano de un aumento del cortisol en sangre). Sumado a estos estudios, se realizó un metanálisis de estudios con imágenes obtenidas a partir de resonancias magnéticas nucleares funcionales, donde se comprobó una activación asimétrica en amígdala, corteza insular anterior y corteza cingulada.

Dos primeras conclusiones que surgen de forma evidente de todos estos estudios son que es necesaria la complementariedad de ambos hemisferios para mantener un correcto estado de homeostasis, y que a partir de todas las conexiones de la corteza homeostática sensoriomotora queda probada la correlación de los procesos homeostáticos con la conciencia emocional.

A partir de este sistema de aferencia de la información interoceptiva que involucra cinco loops, que implican cinco niveles neurológicos, que constituyen cinco estratos evolutivos, nuestro cerebro es capaz no sólo de manejar y procesar el estado de cada rincón de nuestro organismo, sino que adquiere una conciencia de sí mismo como ser, en donde se integran emoción, motivación, conducta y cada matiz de lo que llamamos soma. Cada una de estas aristas de lo que implica la noción de ser, de existir, es indisociable de la otra, y todas ellas se leen y se escriben, desde la lógica de la Tensegridad, en un idioma vibracional, que será armónico en tanto haya salud, o disarmónico cuando la entropía llame a la enfermedad. Y cuando ésta se hace presente, sucede lo mismo que nos pasa con la música, en la que siempre estamos esperando volver al armónico fundamental de la composición, a ese estado de equilibrio y calma. Al igual que con la música que, dependiendo de la escala que use, nos llevará a pasear por todo tipo de matices en el juego de tensión-relajación, nuestro cerebro se sentirá más a gusto cuando la frase melódica finalice en el tono fundamental donde cesa la tensión y se resuelve el conflicto.

Nuestro cerebro que ha evolucionado estrato por estrato a lo largo de millones de años, nunca dejó de hablar y entender la lengua materna de una materia que, incluso desde antes de conformar organismos vivos, vibra.

Yendo un paso más allá: la Tensegridad, la Terapia Craneosacra y el cerebro cuántico

El sustrato anatómico de la firma neurológica

Toda la evidencia actual pareciera confirmar la teoría de Ronald Melzack según la cual cada input del sistema de aferencias homeostáticas crea su propia firma neurológica a partir de los patrones característicos con los que es procesado, quedando dicha firma impresa en la Neuromatrix. Pero ¿cómo puede nuestro cerebro almacenar esta información? No es posible pensar en que el sendero neuronal utilizado por cada firma se mantenga activo, descargando incesantemente. Tampoco poseemos la cantidad suficiente de neuronas como para que cada uno de los inputs que experimentamos a lo largo de nuestra vida tenga su propio set de células nerviosas creando su firma particular. ¿Cuál es entonces el sustento anatomofisiológico que permite su existencia?

Stuart Hameroff de la Universidad de Arizona, nos propone analizar esta pregunta desde el punto de vista de formas de vida más simples. En su trabajo [62] hace referencia a estudios sobre organismos *unicelulares* como el paramecio que puede nadar, encontrar comida, aprender y tener relaciones sexuales con una pareja, exhibiendo un comportamiento cognitivo propio de conexiones sinápticas a pesar de estar conformado por una única célula. En la misma línea, menciona un trabajo de Adamatzky [29] del año 2012 publicado en el International Journal of Bio-Inspired Computation, en el que demuestra como la ameba unicelular puede escapar de laberintos y resolver ecuaciones lógicas sencillas, nuevamente sin haber realizado una sola sinapsis. Como organismos unicelulares, ambos cuentan únicamente con sus estructuras internas para procesar los input del medio y elaborar una respuesta lógica, por lo que deben poder utilizar su citoesqueleto no sólo como el andamiaje de su diseño intracelular o como el modulador/catalizador de vías metabólicas activadas por la tensión del medio externo, sino como una herramienta para una especie de "protocognición". Lógico sería pensar que esta ventaja evolutiva haya perdurado y hasta sido fundamental para el desarrollo de organismos vivos más complejos, por lo que el camino recorrido por un input en nuestro sistema nervioso estará constituído sobre un conjunto determinado de células capaces de utilizar su arquitectura interna como su propio sistema de aferencias homeostáticas. Al igual que el paramecio o la ameba unicelular, cada neurona realizará una integración y un *procesamiento cognitivo* del estímulo recibido.

Luego de lo que hemos analizado al hablar de Tensegridad, Mecanotransducción y del rol de los microtúbulos que componen el citoesqueleto celular, no pareciera ser por casualidad que la concentración de microtúbulos a nivel neuronal sea tan elevada (10^9 tubulinas por neurona) y que su configuración, a diferencia del resto de las células de nuestro cuerpo, sea excepcionalmente estable. Los microtúbulos neuronales no se dividen sino que permanecen ensamblados indefinidamente, interconectados unos con otros por vías que enlazan sus estructuras de forma helicoidal repitiéndose según la serie de Fibonacci (3, 5, 8, 13...). Estas estructuras tubulares huecas de aproximadamente 25 nm de diámetro se encuentran polarizadas, teniendo un terminal (o extremo) positivo y otro negativo. Mucho antes de ser considerados como parte fundamental del diseño tenségrico a nivel celular, ya se les había adjudicado roles importantes en tareas como soporte estructural, transporte intracelular, segregación del ADN en procesos de mitosis y motilidad celular, por lo que hace más de 50 años que son objeto de trabajos de investigación que buscan entender su diseño y su dinámica, involucrados en procesos fisiológicos como patológicos [36,39,63]. La diferencia de polaridades entre sus extremos y dentro de su estructura es aprovechada por proteínas motoras como la kinesina y la dineína (encargadas del transporte anterógrado y retrógrado, respectivamente), que literalmente caminan a través del microtúbulo gracias a esta característica estructural [44]. En su función de soporte estructural hemos visto que, lejos de ser un sistema inmóvil de andamiaje interno, tienen un rol vital en la mecanotransducción gracias a su capacidad de deformación y activación de diversas vías metabólicas. Un claro ejemplo de cómo su diseño estructural gobierna la función celular son las plaquetas (componentes anucleares de la sangre que participan en procesos fisiológicos como la hemostasia, la inflamación, la integridad vascular, y la respuesta a infecciones entre otros), cuya activación es lograda a través de un cambio en la organización de los microtúbulos de su citoesqueleto [19].

Como si fuese un mal juego de palabras, en lo que respecta a su arquitectura interna, los microtúbulos son polímeros de un heterodímero. Con el objetivo de verlo de forma didáctica, diremos que son dos los pasos necesarios en la construcción de nuestro microtúbulo estándar (ya que, como veremos, existen diversas variaciones de su estructura a lo largo y ancho de la naturaleza) [61]. El primer paso es la construcción de nuestra unidad de base: el heterodímero. Éste se encuentra formado, como su nombre lo dice, por dos unidades proteicas distintas, la α y β tubulina. Ambas pertenecen a una misma familia de proteínas con actividad GTPasa. Para formar entonces este primer eslabón las tubulinas se unen "cabeza con cola" o, como bien podríamos decir, "en serie". El heterodímero de αβtubulina es lo que se denomina un *protofilamento*. El segundo paso será unir los protofilamentos en paralelo, uno al lado del otro, repitiendo la acción hasta haber unido a 13 de ellos. Ésta es la cantidad de protofilamentos necesarios para lograr la variante de microtúbulo dominante en la mayor cantidad de diversas formas de vida de los reinos protistas, fungi, plantas y animales (lo que demuestra que esta configuración se ha conservado a lo largo de millones de años de evolución). Su razón pareciera estar nuevamente en la geometría, ya que, en tanto vamos creando nuestra cadena de protofilamentos, merced a la angulación de las uniones entre cada uno de ellos, esta va curvándose tendiendo a cerrarse sobre sí misma mientras avanza en sentido axial (como un resorte), alcanzando en la decimotercera unidad nuevamente la línea de partida. Es por esto que 13 es la cantidad óptima para formar un microtúbulo que se erija de forma recta a lo largo de su eje, constituyendo una ventaja evolutiva en lo que refiere al transporte, tanto anterógrado como retrógrado, de larga distancia. Existen, sin embargo, otras variantes con cantidades consideradas no canónicas (que poseen una cantidad de protofilamentos distinta a 13). Se ha encontrado que los microtúbulos implicados en la mecanotransducción en varios tipos de células especializadas en mecanosensibilidad tienen 15 heterodímeros, lo que le otorga al microtúbulo mayor rigidez al estar torsionado sobre sí mismo. Las plaquetas que hemos mencionado anteriormente a modo de ejemplo, modifican sus microtúbulos al activarse pasando de 13 a 14 ó 15 protofilamentos. Desde que fueron visualizados mediante microscopía electrónica se han identificados microtúbulos con distintas cantidades de protofilamentos en varias especies, conformando rulos, espirales, anillos y diversas figuras, siempre vinculando su diseño a la función y escala evolutiva del organismo en cuestión.

Todos los procesos cognitivos de toma de decisiones que realizamos diariamente están generalmente caracterizados en términos de probabilidades Bayesianas [47], que básicamente son una interpretación del concepto de probabilidades en el que en vez de frecuencia o tendencia de un fenómeno, la probabilidad es interpretada como una expectativa razonable. Sin embargo, el sendero que neurológicamente realizamos al elegir supone un instante en el que todas las posibilidades coexisten al mismo tiempo hasta que eventualmente nos inclinamos hacia alguna de ellas, siguiendo un modelo que podría asemejarse a aquellos utilizados en física cuántica, una física de probabilidades. Ya en 1989, Roger Penrose planteó que la física clásica no es suficiente para explicar la enorme capacidad de resolución de problemas que posee el cerebro humano. Junto a Stuart Hameroff, propusieron un modelo que supone que la mente humana puede utilizar los microtúbulos neuronales como si fuesen un qubit (un bit cuántico)[95].

De acuerdo. Recapitulemos. Lo que intento plantear es que, para que la teoría de la firma neurológica de Melzack posea sustento anatomofisiológico, debemos adentrarnos en el corazón mismo del mecanismo mediante el cual funciona nuestro cerebro. Entender su funcionamiento es vital para la Osteopatía, ya que a través de ello, comprenderemos cómo es que el sistema de aferencias homeostáticas logra identificar y memorizar cada uno de sus inputs, y cómo es el mecanismo por el cual su actividad queda patológicamente sostenida en el tiempo alcanzando el sentido más profundo de lo que llamamos disfunción somática. Lo que hemos aprendido sobre Tensegridad, las virtudes metabólicas del citoesqueleto y las capacidades evidenciadas en el comportamiento de ciertos organismos unicelulares, apuntan a que debemos buscar este sustento en la dinámica interna de cada neurona, en su propia capacidad de elaborar una respuesta en función de los estímulos que recibe. Los microtúbulos dan soporte estructural, modulan tensiones mecánicas armónicas en procesos metabólicos, sirven como vías para el transporte de vesículas sinápticas y, según la mirada de Penrose y Hameroff, podrían ser el sitio en el que se juegan los procesos cognitivos y el almacenamiento de la memoria a nivel celular[51].

Cada microtúbulo neuronal debería funcionar entonces como un *transistor*. Más allá del accionar del cerebro en conjunto (con sus vías, núcleos, circuitos y demás, que hacen las veces de una extensa red de computadoras), cada célula del tejido nervioso debe ser capaz de actuar como un microprocesador compuesto por millones de transistores, que tomará la información recibida para elaborar una respuesta. El transistor (inventado en 1947 por John

Bardenn, Walter Housen y William Shockley) abrió a la humanidad las puertas de la era de las comunicaciones con dos atributos fundamentales: el primero, su simplicidad en el funcionamiento (ya que utiliza razonamientos básicos que en programación se expresan como "tablas de verdad"), el segundo, la posibilidad de trabajar operaciones lógicas complejas como sumatoria de muchas operaciones simples (entendiendo una multiplicación por ejemplo, como una suma de adiciones) siendo capaz de dejar o no pasar corriente eléctrica en función de que se cumpla la operación ("puerta lógica") para la que fue programado. Identificamos este paso o no de tensión con 1 ó 0, respectivamente. Podríamos decir entonces, en lenguaje de programación, que los microtúbulos neuronales escriben su polaridad en lenguaje binario, es decir, en ceros y unos, dependiendo de la polaridad que elijan. Consecuentemente, la neurona se despolarizará o no, como un microprocesador ejecuta una operación lógica compleja, a través de la integración de operaciones lógicas más simples representadas por el comportamiento polar de cada uno de sus microtúbulos.

Esta respuesta dicotómica que alterna entre valores de 0 y 1, es lo que conocemos en programación como un bit. Absolutamente todo en informática puede reducirse a interminables líneas de ceros y unos. Un byte será un conjunto de ocho bits, un Kilobyte (KB) es igual a 1024 bytes, un Megabyte (MB) son 1024KB, un Gigabyte (GB) son 1024 MB, un Terabyte (TB) equivale a 1024 GB y así las escalas siguen y siguen, organizando conjuntos de ceros y unos en paquetes cada vez más grandes. La potencia de nuestro microprocesador se medirá entonces en la cantidad de bits con los que pueda trabajar en una unidad de tiempo determinada. Por ejemplo, los Sistemas Operativos que utilizamos actualmente (Windows, Mac OS, Linux, etc.), se encuentran divididos en versiones preparadas para instalarse en ordenadores cuyos microprocesadores trabajarán en 32 o 64 bits (dato fundamental a conocer llegado el momento de comprar una computadora). De funcionar de esta manera, la capacidad de procesamiento de nuestro cerebro sería igual a la cantidad de microtúbulos (bits) existentes en todo nuestro sistema nervioso, lo cual, a priori, podría parecer una cantidad más que suficiente. Sin embargo, el volumen de información que somos capaces de manejar es inmensamente mayor, y más aún, la forma en la que trabaja nuestro cerebro evaluando varias respuestas posibles en forma simultánea, requiere un nivel de procesamiento aún más grande. Es aquí donde la teoría de Penrose y Hameroff sobre el comportamiento de los microtúbulos como qubits comienza a tener sentido.

El *qubit* es el "bit" de la computación cuántica, aunque decirlo así no explica nada. Ahondemos un poco más. Muy recientemente fueron presentadas al mundo las primeras computadoras cuánticas, esto es, un ordenador capaz de utilizar qubits en lugar de bits. A raíz de esto, su capacidad de procesamiento es exponencialmente mayor a la del ordenador clásico. Veamos por qué. Aunque no soy ni de cerca un experto en el tema trataré de explicarlo del siguiente modo: supongamos que tenemos una computadora (ordenador) que trabaja con tres bits. Cada uno de ellos puede estar en 0 ó 1, por lo que la información de este conjunto de bits podrá ser 000, 001, 011, 111, 010, 110, 100 ó 101, siendo siempre sólo UNA de estas posibilidades la cantidad de información procesada por unidad de tiempo. En física cuántica (decíamos unos párrafos atrás: una física de probabilidades) una partícula no está en un determinado valor sino en una onda de posibilidades de ese valor (representada por la función de onda desarrollada por Erwin Schrödinger en 1925). Recién tomará un valor determinado cuando "miremos" donde está. Un electrón, por ejemplo, no está en un punto específico girando alrededor del núcleo en una órbita determinada como gira un planeta en torno al sol (aunque muchos de los esquemas y hasta logotipos que utilizamos para referirnos al átomo nos transmitan esta idea), sino que está en un orbital, una zona del espacio donde existen mayores probabilidades de hallarlo, pero no sabemos exactamente dónde está. Esta *incertidumbre* no se debe a que no poseamos un microscopio lo suficientemente avanzado o que las escalas sean demasiado pequeñas (como muchas veces se piensa), sino a que en física cuántica (reitero una vez más: una física de probabilidades) existen *variables conjugadas* en las que cuanto más nos acercamos al valor de una, más desconocemos el de la otra (esto pasa por ejemplo con la velocidad y posición). Será necesario bombardear al átomo con otras partículas para que éste nos muestre específicamente dónde se encontraba ese electrón en el instante de ser impactado, pero mientras no "ataquemos" al átomo para preguntarle dónde está el electrón, debemos considerar que está y no está al mismo tiempo en todos los puntos de su orbital. Erwin Schröringer (uno de los padres de la física cuántica) planteó la situación con un ejemplo muy famoso: él supuso colocar un gato en una caja en la que hay un frasco de veneno que se romperá liberando su contenido en algún instante de tiempo que desconocemos; mientras no abramos la caja no sabremos si el gato está vivo o muerto, por lo que lo correcto será considerar al gato en ambos estados a la vez. Esta superposición de posibilidades es lo que en cuántica se llama *coherencia*: el gato está vivo y muerto a la vez. Al abrir la caja, dejaremos de lado las probabilidades y podremos decir con certeza qué fue del pobre animal, lo que, nuevamente en el "lenguaje cuántico", será igual a entrar en *decoherencia*: el gato ahora estará vivo o ya no lo estará.

Volviendo al ámbito de la informática y las computadoras cuánticas, un qubit es capaz de estar en cero y uno al mismo tiempo, por lo que, siguiendo el ejemplo anterior, un ordenador que posea tres qubits trabajará con las ocho combinaciones enunciadas anteriormente (000, 001, 011, 111, 010, 110, 100 y 101) de forma simultánea. Matemáticamente hablando, mientras que las computadoras convencionales procesan n cantidad de bit, las cuánticas en el mismo tiempo trabajan con 2^n cantidad de qubits, por lo que su potencia de procesamiento crece de forma exponencial. La computadora convencional mencionada anteriormente a modo de ejemplo tiene una potencia de 3 bits, es decir, una variable de tres dígitos binarios por unidad de tiempo; aquella con 3 qubits tendrá una potencia de ocho combinaciones simultáneas (2^3) de tres ceros y unos. Para proyectar cómo crece el poder de procesamiento de uno y otro ordenador imaginemos que sumamos un bit/qubit más a cada uno de ellos. El convencional incrementará su potencia en un bit, manejando una única combinación posible sólo que ahora será de cuatro ceros o unos, mientras que nuestro ordenador cuántico trabajará ahora con 16 combinaciones simultáneas de cuatro combinaciones binarias, duplicando su capacidad simplemente por agregar un qubit.

No vaya a arrojar por la ventana su computadora actual y salir corriendo a comprar uno de estos nuevos ordenadores cuánticos (o al menos no lo haga por ahora). Aún estamos en los albores de la computación cuántica y será necesario sortear algunos problemas técnicos para nada menores antes de que estén al alcance del consumidor promedio. Por un lado, las puertas lógicas que son capaces de trabajar con esta clase de tecnología aún están desarrollándose y, si bien ya existen algunas en uso, sólo pueden trabajar con una cantidad reducida de qubits. Por otro lado, para que el qubit mantenga su *coherencia* (estar en ambos estados de forma simultánea) debe mantenerse a temperaturas ultra bajas cercanas al cero absoluto, por lo que no pareciera ser posible que tengamos una de estas supercomputadoras en casa en el corto plazo. A nivel biológico, con temperaturas tan lejanas al cero absoluto, sería impensado plantear la existencia de fenómenos cuánticos de este estilo. Sin embargo, Markus Arndt, Thomas Juffmann y Vlatko Vedral en su trabajo de 2009 titulado "Quantum Physics meets Biology" [45], hipotetizan la posibilidad de la existencia de algunas "puertas traseras" para que la *coherencia* exista a temperaturas biológicas. Los autores proponen que ciertas arquitecturas moleculares especiales podrían proteger algunas partes de un sistema para que no interactúe con el entorno creando bolsas hidrofóbicas de las cuales el solvente podría ser excluido, creando un medio con cualidades particulares. Hameroff comenta en su trabajo de 2014 que *"en los últimos años se han encontrado procesos cuánticos cálidos y funcionales presentes en la fotosíntesis de las plantas (Engel 2007), la navegación de las aves (Gauger, Rieper, Morton, Benjamin y Vedral, 2011), el olfato (Turín, 1996), nubes de resonancia de electrones polares (pero polarizables) dentro de proteínas, lípidos y ácidos nucleicos, protegidas de las interacciones polares que parecen aislar y proteger los estados cuánticos de la decoherencia ambiental (...) Y las vibraciones coherentes en las macromoléculas pueden utilizar el calor para promover en lugar de dispersión, coherencia cuántica (Chin 2013)"*. Por lo que deberíamos empezar a considerar como posible la teoría de Penrose y Hameroff respecto de que los microtúbulos presentes en las dendritas y en el soma neuronal que, siendo estables, interconectados y protagonistas fundamentales de su Tensegridad celular, procesan los inputs como si fuesen qubits hasta espontáneamente colapsar hacia una decoherencia, hacia un estado más clásico, que determinaría la posibilidad o no de despolarización de la neurona.

Éste es el terreno físico sobre el cual la firma neurológica de Melzack se asentaría. Cada input representaría una combinación determinada de los valores de decoherencia microtubular en las neuronas presentes en su recorrido a través del Sistema de Aferencias Homeostáticas. Cuando cualquier nuevo input repita esta combinación de qubits, la neurona recuerda o repite aquella primera firma y la forma en la que ésta llegó o no a provocar su despolarización y consecuente descarga axonal. Por su parte, si el microtúbulo no pudiera volver a su estado original de coherencia y quedara fijo en la polaridad en la que ha colapsado, se mantendría "facilitada" la neurona, modulando (como sostenía Edwards en 2012) con su polaridad, su ganancia sináptica.

Volver al estado de coherencia: el rol de los astrocitos

Como hemos establecido al hablar de la Tensegridad, la Matriz de Armónicos y la Mecanotransducción, el prestress es la clave fundamental. Desde todos los puntos de vista, la tensión de base del sistema (sea este macro o micro) es lo que determina su estado fisiológico. Dentro de la célula esto se juega en el balance entre el componente de compresión dado por los microtúbulos y el elemento de tensión aportado por los microfilamentos. En el caso puntual de la neurona, más allá de la información que obtenga a través de las sinapsis que descarguen sobre ella, estará (como cualquier otra célula de nuestro organismo) sujeta a la influencia de la interacción mecánico-tensional de la matriz extracelular que la rodea, procesando estos inputs según el prestress que exista en su propio andamiaje interno, el cual trabajará, como hemos visto, haciendo las veces de microprocesador cuántico. El potencial de esta forma de entender la neurofisiología es inmenso. Aplicaría no sólo a nuestra conceptualización de lo que es e implica una disfunción somática a nivel neurológico, sino también a la fisiopatología de procesos conductuales y cognitivos que deberíamos volver a explicarnos bajo esta mirada.

Esta matriz extracelular cerebral con la que dialoga mecánicamente la neurona no se encuentra basada en colágeno sino en ácido hialurónico, y junto con todas las células de la Glía conforman el tejido conectivo del sistema nervioso. Sin embargo, a nivel macroscópico el neuroeje se encuentra envuelto por otra expresión del tejido conectivo, las meninges. Para entender la íntima relación que estas estructuras macroscópicas guardan con la matriz extracelular cerebral, debemos recordar que el origen embriológico de estas membranas reside en una *condensación del tejido neuróglico* que formará una membrana limitante que seguidamente será infiltrada por células provenientes de la profundidad del tejido nervioso. Esta membrana primitiva se desdoblará finalmente en dos hojas (interna y externa) que quedarán unidas por un trabeculado conectivo. La hoja interna, rica en estas células originarias del tejido nervioso, será la piamadre; la hora externa, que sufrirá una transformación conjuntiva enriqueciéndose en colágeno y fusionándose con el mesénquima externo a ella, formará la duramadre; y el trabeculado conectivo entre ambas, dará origen a la aracnoides. El mesénquima externo que participa en la formación de la duramadre, será fundamental también para la formación de los huesos del cráneo. Una vez más, Tensegridad en su expresión más pura: jerarquía estructural interconectada. Eslabones óseos, membranas de tensión recíproca, tejido conectivo cerebral, neuronas y microtúbulos. Todos distintos estratos interconectados de un mismo diseño tenségrico. Todos en relación con un mismo tipo de célula de la Glía: el astrocito.

Los astrocitos son el tipo de célula más abundante en el sistema nervioso central. Juegan un rol crucial en el mantenimiento de la barrera hemato-encefálica (BHE), y regulan el metabolismo energético acoplando el flujo de sangre cerebral a las necesidades neuronales incrementando la disponibilidad de oxígeno y glucosa. Pueden mejorar el intercambio de sustratos solubles entre el LCR y el fluido intersticial en un proceso llamado *circulación glinfática*, y facilitan la neurotransmisión rápida repetitiva tomando el K^+ y los neurotransmisores como el glutamato durante la actividad neuronal [74]. Resultan ser piezas claves en el funcionamiento del sistema nervioso llevando a cabo una gran cantidad de funciones a nivel celular, tales como la formación, maduración y eliminación de sinapsis, homeostasis iónica, limpieza de neurotransmisores, regulación del espacio y volumen extracelular, y modulación de la actividad sináptica y plasticidad neuronal. Se ha demostrado también que están involucrados en la generación de un ritmo de descarga sináptica capaz de crear patrones en circuitos neuronales [70].

Flora Vasile, Elena Dossi y Nathalie Rouach realizaron una profunda revisión sobre las funciones de los astrocitos en el cerebro sano [21]. En su publicación del año 2017, las autoras destacan que el rol de la neuroglia ha tomado cada vez mayor relevancia en la comprensión de nuestra neurofisiología. En sus líneas se deja en evidencia cómo la relación entre la cantidad de células de la glía respecto de la de neuronas va cambiando en función de nivel evolutivo de la especie, llegando en el cerebro humano en conjunto a ser de 1 a 1 y específicamente a nivel de la corteza cerebral las células de la Glía superan a las neuronas en una proporción de 1,4 a 1. Vale mencionar simplemente que durante la evolución el cerebro humano ha expandido su volumen en un 300%, pero el número de neuronas sólo creció un 25%, por lo que el salto evolutivo pareciera haberse dado principalmente gracias al crecimiento y complejización de la Glía. Si bien las implicancias de esta elevada proporción de células gliales aún no están claras y las miradas entre distintos autores tienden a diferir, lo que sí podemos afirmar es que la morfología y caracterización de los astrocitos sin duda van de la mano del avance filogenético.

Estructural y anatómicamente existen cuatro tipos de astrocitos en el cerebro humano: la *astroglia interlaminar* (presente en capas de tejido nervioso cercana a la piamadre pero que también emite proyecciones hacia capas más profundas), la *astroglia de proyección varicosa* (se encuentra en capas más profundas y es específica de humanos y primates de alto orden evolutivo y pareciera cumplir un rol en funciones cognitivas), las *astroglia fibrosa* (se halla bien profunda en la corteza cerebral e incluso en la sustancia blanca y pareciera dar soporte al tracto axonal pero sin actividad moduladora) y la *astroglia protoplasmática* (que posee un enorme potencial en la modulación de la comunicación interneuronal integrando una gran de sinapsis a la vez). Los astrocitos *protoplasmáticos* son los más abundantes en el cerebro humano. Se los localiza en las capas II a VI de la corteza cerebral y se organizan en dominios. Todos estos astrocitos poseen un "pie" (endfeet) contactando un vaso sanguíneo. Se cree que uno solo de ellos es capaz de contactar con sus proyecciones con una cantidad de sinapsis que va de 270.000 a 2 millones. La asociación estructural y funcional entre las neuronas y los astrocitos a nivel de la hendidura sináptica es tal que llevó a acuñar en los últimos años el término *sinapsis tripartita* [1,48]. Así de fundamentales son para el procesamiento de información en el cerebro. Poseen dentro de sus propiedades electrofisiológicas, un potencial de membrana que en reposo está entre -63,9 y -70mV, siendo capaces de transmitir impulsos en formas de ondas de Ca++ que se propagan a una velocidad de 43,4 micrómetros por segundo, de forma completamente independiente de la despolarización neuronal. Es lo que ya desde hace casi una década, se denomina *gliotransmisión*. Consecuencias de esta señalización dependiente de Ca^{++} astrocítico son: la modulación del tono vascular y el volumen de sangre a nivel local, la regulación de la excitabilidad neuronal, y la generación de cambios en los circuitos neuronales que genera un *ritmo neocortical* (o "estado de oscilación lenta cortical") caracterizado por descargas sincronizadas que resultan de vital importancia para el sueño REM y la consolidación de la memoria [38]. Tanto en su rol en la circulación glinfática, en la regulación del volumen del espacio extracelular, como a través de su relación íntima con la piamadre y el endotelio vascular, los astrocitos influyen directamente sobre la tensión de base de la matriz extracelular en la que se hallan las neuronas, gestando un medio fisiológicamente apto para el correcto funcionamiento de su estructura interna.

Es el punto de encuentro de los distintos senderos de la Terapia Cráneo Sacra. Ya sea que el terapeuta apunte a técnicas destinadas a los diferentes huesos que componen el cráneo y a sus suturas (planas o biseladas), o que trabaje sobre la equilibración de las meninges (o Sistema de Membranas de Tensión Recíproca, al decir de Sutherland), o que prefiera o deba utilizar técnicas orientadas a la dinámica de fluidos intracraneales, para ser efectivo el tratamiento deberá incidir sobre el balance del prestress del tejido conectivo cerebral que dotará a la neurona de la libertad necesaria para el procesamiento de los inputs recibidos. Bajo esta mirada, el trabajo osteopático a nivel craneal consiste entonces en devolverle al microtúbulo neuronal su estado cuántico de coherencia para permitirle que, libre de condicionantes patológicos, decante hacia un estado de polaridad concreta. De este modo, la fisiología de nuestro paciente podrá restablecer la salud.

El pulso vital: la solución a la entropía

"Como osteópata no puedes ir más allá de ajustar la condición anormal en la que encuentras que reside la aflicción. La Naturaleza hará el resto"

A. T. Still

¿Qué lógica guía el actuar de la Naturaleza? ¿Quién le dicta qué debe hacer? ¿Qué inteligencia reside detrás de todos los procesos que crean homeostasis en el organismo? En una orquesta o en una sinfónica cada músico tiene su partitura y sabe a partir de ésta, qué notas debe tocar en qué momento de cada compás. La partitura que cada artista interpreta tiene la ventaja de mostrar solamente las notas y figuras que ese instrumento en particular debe ejecutar, pero las células de un ser vivo no funcionan de esa manera, ya que cada una de ellas carga con la obra completa. Como si cada músico tuviese frente a sí todas las notas que existen en las partituras de todos los instrumentos y tuviera que distinguir de entre toda esa información cuál es la que le corresponde, cada célula sigue un programa genético específico que extrae de un ADN que es idéntico en todas y cada una de ellas, sea una neurona, un hepatocito, un fibroblasto o cualquiera de las diferentes células que componen nuestro cuerpo. A excepción tan sólo de las gametas, todas las células del organismo poseen la misma información genética y, sin embargo, cada una lee la fracción de la partitura que le corresponde. Incluso teniendo esta ventaja en el manejo de la información (las notas) los integrantes de este conjunto musical precisan de un director de orquesta, alguien que lleve el pulso, que marque el ritmo y que evite que la pluralidad de sonidos se convierta en ruido. En una obra musical interpretada por millones y millones de "artistas" a la vez, cada uno con una tarea distinta, pero todos con la misma e idéntica partitura, la necesidad de que exista ese alguien que le marque a ese conjunto donde comienza y que tempo lleva cada compás, se vuelve indispensable.

En el artículo de Turvey y Fonseca, se explora la relación de la Tesis de Fuller del año 1961 sobre la *Arquitectura Escala Independiente* con la de Iberall y Soodak de *Termodinámica Escala Independiente* (1977-1978) [3]. Para decirlo de forma sencilla (ya que si bien analizaremos el trabajo de Iberall y de Soodak, sus formulaciones matemáticas escapan al objetivo de este texto), los autores enfatizan en el hecho de que tanto a nivel macroscópico como microscópico, las leyes de la Termodinámica de conservación de la energía (1ra Ley) y del aumento creciente de la entropía [91] (2da Ley) deben ser aplicadas.

El problema reside en que todo ser vivo es un sistema cuyos grados de libertad internos son inmensamente complejos. Según Soodak e Iberall, los sistemas complejos son aquellos en los que los elementos tienen muchos grados internos de libertad y no equiparticionan la energía de colisión o interacción sobre cada ciclo de colisión, sino que retrasan, procesan y transforman dicha energía.

Veámoslo de una forma más sencilla: Pensemos en el billar. Un juego sencillo de aprender y que incluso con un poco de práctica podemos pasar un buen rato. El objetivo del juego es hacer carambola. Es decir debemos impactar con nuestro taco una bola para que ésta busque impactar a otras dos, chocando primero con una y luego con la otra. Supongamos que nos disponemos a jugar y que nos paramos al lado de la mesa de billar observando la posición de las bolas sobre la mesa y comenzamos internamente a calcular ángulos desde dónde impactar a la primera para que choque con la segunda y, que de la resultante de esta colisión, salga despedida con la suficiente fuerza y correcta dirección para encontrarse con la tercera. Sabemos que debemos imprimirle una fuerza cinética adecuada y dirección correcta para que esto ocurra. Sabemos que al impactar con la segunda bola parte de esa fuerza deberá repartirse, ya que el choque le otorgará movimiento a la masa impactada, y nuestra bola será desviada hacia otra dirección en función del punto justo donde se de la colisión. Podemos en nuestra mente predecir qué ocurrirá y elegir dónde y con cuánta fuerza golpear a la primera bola porque tanto ésta como las otras dos son esferas macizas y no se deforman de forma aleatoria frente al impacto. Damos también por hecho que la superficie de la mesa es regular y de idéntico coeficiente de rozamiento en toda su extensión. De esta forma simplificamos las variables del juego y somos capaces de jugar y cumplir con el objetivo de la partida. Ahora compliquemos un poco las cosas: ¿qué pasaría si las bolas del billar fuesen de un material que es capaz de absorber el impacto distribuyéndolo en su estructura interna, con un centro de masa no equidistante de los bordes, y con capacidad de deformarse para rodar hacia un sector de la mesa que no fuese el previsto? ¿O si en vez de estar las otras dos bolas quietas esperando ser golpeadas, tuvieran la capacidad de moverse espontánea y aleatoriamente sobre de la mesa? ¿o si ésta tuviese diversos tipos de tela y superficies con diferentes coeficientes de rozamiento? ¿o si al producirse el choque de las dos primeras bolas, una cuarta esfera apareciera de la nada como resultante de la repartición de energía del impacto? El juego aumentaría enormemente su dificultad ya que se incrementarían la cantidad de escenarios posibles y se volvería una tarea inalcanzable controlar o intentar predecir lo que podría pasar, pues ¿quién sería capaz de tomar todas estas variables en consideración al mismo tiempo? A mayor cantidad de grados internos de libertad, mayor complejidad en el sistema.

En un ser vivo (entendido como un sistema de enorme complejidad), el estado de equilibrio dinámico con mínimo gasto de energía que llamamos homeostasis, no es algo que se pueda generar aleatoriamente. Por lo que, cumpliendo con la 2da Ley de la Termodinámica, la tendencia hacia un estado de aumento de la entropía es inevitable. ¿Cómo hace el organismo para mantener valores compatibles con la vida de temperatura corporal, presión arterial, glucemia, y tantos otros indicadores que utilizamos para evaluar la salud de nuestro paciente? La respuesta que Soodak e Iberall proponen es la *homeokinesis* [31]. Este término hace referencia al logro de la homeostasis por medio de un esquema de regulación dinámica mediante el cual los estados medios de las variables internas se logran mediante *la acción física de los motores termodinámicos que trabajan de forma cíclica* [33]. En palabras más sencillas, y volviendo al primer ejemplo de la orquesta, lo que ambos autores plantean es que a mayor cantidad de músicos, menor es la probabilidad de que a todos se les ocurra espontáneamente comenzar a tocar su melodía al unísono o en el momento justo (a mayor cantidad de intérpretes, mayor es la tendencia a la entropía). Los músicos necesitan de un director que con sus ademanes lleve el pulso de la canción creando una lógica espacio temporal para que la melodía suene en armonía.

Somos testigos cotidianos de fenómenos que responden a lo que estos autores llaman homeokinesis. Tan sólo pensemos en todo lo que tenga un ciclo que se repita una y otra vez y que producto de ello se genere un equilibrio biológico. Las estaciones, las mareas, el ciclo del agua, la vigilia y el sueño, el período menstrual, el movimiento respiratorio, los días, los años, el Big Bang y el Big Crunch, etc. Todos fenómenos cíclicos que traen equilibrio al sistema que integran. Todos ellos movidos por un motor que trae orden y disminuye la creciente entropía. La pregunta formulada desde antaño por filósofos, teólogos, físicos y pensadores de todos los tiempos y que busca aún su respuesta es ¿cuál es el primer motor que inicia el ciclo? Vienen a mi mente las palabras de Donald Sutherland mencionadas anteriormente en las que refiriéndose al Movimiento Respiratorio Primario, decía: *"Ha de haber algo inicial, y algo que sea secundario de ello… hemos de volver a esa chispa que enciende el motor…"*. La homeokinesis nos explica que el organismo requiere de un movimiento cíclico que mantenga todas las vías metabólicas en orden. No se las puede dejar a su libre albedrío porque las probabilidades de que haya homeostasis se vuelven infinitamente pequeñas. Esto es lo que llamamos entropía, el hecho de que las chances están a favor de cualquier combinación distinta de las variables menos la que necesitamos para estar vivos. El sistema debe por lo tanto guiar y marcar tiempo y espacio en el que debe darse cada proceso. Se vuelve entonces innegable el hecho de que los seres vivos poseemos un *motor* que cíclicamente mantiene la homeostasis regulando el ritmo de todos procesos biológicos.

La matriz de armónicos es el terreno ideal para llevar este pulso a todo el organismo que, en estado de salud (entendida ésta como libertad vibracional), será capaz de mecanotransducir el mensaje y crear las condiciones necesarias para la vida. Ésta es, sin duda, otra forma de entender la fisiopatología de aquello que los osteópatas llamamos *disfunción somática*: un aumento de la entropía en aquella región del organismo que no es capaz de vibrar al ritmo de este pulso vital primario que organiza al sistema. Es simple Termodinámica. La razón de ser de la Osteopatía bien podría ser entonces entendida como la búsqueda y corrección de las alteraciones del nivel de pre-stress de esta matriz de armónicos tenségrica para que el pulso vital organice el sistema y detenga a la entropía, madre de toda enfermedad.

El hecho de que desde la misma Termodinámica podamos explicar y, más aún, justificar la presencia de un pulso vital o movimiento primario en todo organismo vivo, no es menor para la Osteopatía. La Terapia Cráneo Sacra de William Sutherland se apoya en el postulado fundamental de que existe una marea, un pulso detrás de frecuencias como la cardíaca o respiratoria, que es capaz de ser palpado por el profesional entrenado. Muchos autores (incluyendo, por supuesto, al mismo Sutherland) han explorado distintas hipótesis respecto de dónde reside el motor de este llamado *Movimiento*

Respiratorio Primario (MRP). La falta de una respuesta certera a esta incógnita ha generado a lo largo del tiempo detractores que afirman que tal pulso no existe. La comprobación, por un lado, de que el organismo posee una arquitectura tenségrica con distintos órdenes jerárquicos interconectados, y la correcta aplicación de leyes universales como las que plantea la Termodinámica, echa por tierra cualquier argumento que intente negar la existencia de un pulsar que permite la homeostasis del sistema. Así y todo, esto no resuelve la tarea inconclusa de entender su origen, su motor, su fisiología.

No es mi objetivo hacer un racconto de la enorme cantidad de estudios que existen respecto del movimiento respiratorio primario avalando o no su existencia, o justificando o refutando determinado paradigma surgido como respuesta a la incertidumbre respecto de su origen. Esa finalidad escapa al propósito de este texto y por cierto, ya hay mucha y buena bibliografía en ese sentido, plasmada en papers y libros enteramente dedicados a la Terapia Craneosacra. Mi intención es, en todo caso, plantear algunas verdades que no pueden ser negadas ya que escapan al MRP, pero lo afectan. Una de ellas es la necesidad de un pulso vital sin el cual todo sistema complejo cae en entropía (postulado que hemos desarrollado al comienzo de este apartado). La otra es que, merced al que el sistema en cuestión posee un diseño tenségrico, estructura y pulso han de estar íntimamente relacionados. La cuestión es entender cómo, ya que entiendo que a partir de este vínculo lograremos esclarecer (o al menos estaremos mucho más cerca de hacerlo) cuál es la verdadera naturaleza de este ritmo que afecta a todo el organismo.

Un claro intento de explicar el MRP a través de la aplicación de nociones de Tensegridad, es el trabajo publicado en 1994 por un osteópata llamado Charles Cummings III, titulado *A Tensegrity model for Osteopathy in the Cranial field* [5]. En este texto el autor comenta brevemente las diferentes hipótesis por las que ha pasado este fenómeno, destacando que, en un primer momento, William Sutherland exploró varias posibilidades relacionadas con otros ritmos y frecuencias corporales, pero terminó admitiendo que, si bien el MRP era una realidad concreta y palpable, no le era posible afirmar con certeza dónde comenzaba o cuál era su motor. Varios autores vinieron después a continuar su búsqueda, según narra Cummings. Mitchell sostuvo que el origen de la oscilación es el movimiento inherente del cerebro que "produce un enrollamiento y desenrollamiento del tubo dural". John Upledger propuso un "modelo presurizado" en el que el origen de la diferencia de presiones que llevaba al organismo a expandirse y contraerse provenía de las fases de producción y reabsorción del LCR en los plexos coroideos. Esta hipótesis, tan ligada a la vital importancia de este fluido, tuvo mucha presencia en la bibliografía osteopática durante un largo período, sin embargo, ya que la producción de LCR es tan sólo de 0,35 ml por minuto (lapso de tiempo en el que el MRP tiene aproximadamente 6 ciclos), la aceptación de este paradigma ha perdido adeptos, siendo que no resulta posible pensar que un volumen tan mínimo pueda generar un efecto tan masivo en nivel orgánico. Otros autores han explorado e hipotetizado sobre la participación de la oligodendroglia como posible origen del MRP, y en los últimos años mucho hincapié se ha hecho sobre los astrocitos, cuya importancia en la neurofisiología ha crecido exponencialmente (como veremos más adelante). Su rol en la regulación del volumen y calidad del medio interno en el tejido nervioso podrían ser la clave.

Cummings, por su parte, parece apoyarse en la mirada tenségrica *macroscópica* del Dr. Stephen Levin y plantea que así como la columna puede ser entendida como un modelo geométrico de sucesivos icosaedros encadenados cuya función mecánica busca transferir la energía en forma helicoidal, el tubo dural funciona de manera similar. La búsqueda de balance entre su tensión y contratensión sería el origen de lo que palpamos como MRP. Según esta concepción, la oscilación rítmica de la duramadre responde a las influencias del ritmo cardíaco, la respiración torácica y las contracciones musculares, por lo que terminaría siendo en realidad una reflexión de diversos movimientos intrínsecos. Y aún más, según este autor existirían también influencias *extrínsecas*, ya que según el trabajo de James Norton pareciera estar probado y documentado que la respiración torácica y los latidos del terapeuta podían influir en el paciente, por lo que serían entonces ambos los que constituyen aquello que palpamos como MRP.

Leyendo el artículo de Pienta y Coffey del año 1991 (aquel que citamos al hablar de la *Matriz de Armónicos*) me encontré con un dato que llamó poderosamente mi atención. En este artículo, los autores se ocuparon de medir la periodicidad de las oscilaciones a nivel celular, ya sea a nivel de los nucleótidos del ADN, las proteínas, o incluso en la dinámica de la membrana fosfolipídica utilizando el análisis (o transformada) de Fourier. Fue el dato obtenido en la dinámica de la membrana celular el que despertó mi interés. Dos autores que nada tienen que ver con la Osteopatía determinaron que la ondulación de la membrana celular tiene una frecuencia que va de 6 a 15 movimientos por minuto, un valor prácticamente idéntico al que se le asigna al MRP, sólo que a diferencia de todas las teorías propuestas al momento, este movimiento se estaba originando dentro de la propia célula a partir de la mecánica de su propia arquitectura interna. Más allá de que está muy lejos de constituir una explicación definitiva respecto del origen del MRP, el hallazgo nos fuerza a pensar que tal vez existe la posibilidad de que el motor de este movimiento rítmico se encuentre más allá del sistema craneosacro, y que la oscilación que palpamos en el mismo sea tan sólo una expresión más de un pulso que es sistémico, y que se encuentra íntimamente vinculado con el diseño tenségrico en todas sus escalas.

En el año 2001 se publicó en el Journal of the American Osteopathic Association (JAOA) un artículo bajo el título de *Cranial Rhythmic impulse related to the Traube-Hering-Mayer oscillation: comparing laser-doppler flowmetry and palpation* [37]. En sus líneas, los autores se encargan de comparar la palpación del impulso craneal rítmico (o CRI según sus siglas en inglés, la expresión craneal del MRP) con la flujometría de la oscilación de Traube-Hering-Mayer (THM). Lo que encontraron fue un alto nivel de coincidencia entre uno y otro fenómeno. Según se relata en el trabajo, el primero en registrar este tipo de fluctuaciones fue Ludwig Traube en el año 1865, quien notó cambios rítmicos en la presión del pulso que persistían incluso estando el paciente en apnea respiratoria. Sus hallazgos fueron corroborados por Ewald Hering cuatro años más tarde, y el mismo fenómeno (aunque con una frecuencia algo menor, dato fundamental) fue documentado de forma completamente independiente por otro autor de nombre Siegmund Mayer en 1876, unos 63 años antes de que William Sutherland hablara públicamente del Movimiento Respiratorio Primario. De hecho, si de establecer antecedentes cronológicos se trata, algunos autores mencionan que la primera descripción de este espectro de variabilidad cardiovascular fue realizada en 1733 por Stephan Hales, lo que acrecienta aún más la noción de la existencia de un ritmo biológico detrás de frecuencias más altas y evidentes a la clínica, del cual no se ha encontrado aún su verdadero origen. Se han medido las oscilaciones THM respecto de la tensión arterial, la frecuencia cardíaca, la contractilidad del corazón, el flujo de sangre pulmonar, periférica y cerebral, el movimiento del líquido LCR, el volumen de sangre venosa y la regulación de la temperatura corporal. Todos estos indicadores han demostrado tener sus frecuencias "montadas" sobre una onda de base, tal como las olas van y vienen con su propio ritmo sobre una marea que posee una pleamar y una bajamar. En el estudio comparativo en cuestión, los eventos palpatorios del MRP mostraron una elevada correspondencia con la máxima y la mínima de la flujometría hecha por Doppler de las oscilaciones de THM, por lo que estaríamos virtualmente en presencia de un fenómeno descrito por la medicina mucho tiempo antes de que los osteópatas como cuerpo profesional aceptaran incluso la idea de William Sutherland. Estudios recientes que analizan la génesis de las ondas de Mayer sitúan su origen en múltiples centros neurológicos ligados a la actividad del sistema nervioso simpático que producen una descarga excitatoria basal pulsada. De este modo, lo que denominamos Movimiento Respiratorio Primario pareciera explicarse entonces como un fenómeno de origen neurovegetativo, por lo que sería innegable su rol en la regulación de la homeostasis.

Al día de hoy es imposible realizar una búsqueda bibliográfica en Internet sobre las oscilaciones de Traube-Hering-Mayer sin toparse con una gran (y al parecer creciente) cantidad de autores que desde la Osteopatía las posicionan como el nuevo paradigma de la Terapia Craneosacra. Ahora bien, incluso si diéramos por probada la coincidencia e identificación de las oscilaciones de Mayer con el MRP de Sutherland, y más aún, tomáramos por válida la existencia de un marcapasos de origen neurológico (representado por estas neuronas de distintos niveles jerárquicos del sistema nervioso simpático que serían las encargadas de determinar el pulso de lo que palpamos), la incógnita respecto del origen final de este fenómeno aún quedaría por resolver. Es decir, tendríamos finalmente un mecanismo comprobado por la ciencia médica para explicar el Movimiento Respiratorio Primario, pero la pregunta a resolver ahora sería: cuál es el mecanismo que determina el ritmo, la frecuencia, la periodicidad de la descarga basal de estas neuronas pertenecientes al sistema nervioso simpático. Ha de existir por lo tanto dentro del Sistema de Aferencias Homeostáticas, un reflejo que involucre los loops anteriormente explicados que sirva para su regulación.

Sin hacer mención alguna a conceptos como Interocepción, Neuromatrix o Sistema de Aferencias Homeostáticas, el trabajo publicado en abril del 2020 bajo el título de *Spinal genesis of Mayer waves* [26] describe tres niveles neurológicos encargados de generar una excitación simpática basal. De cefálico a caudal, estos son: el tronco del encéfalo (nivel supraespinal, mesencefálico), la médula ventromedial dorsal (espinal alta) y la columna intermediolateral ubicada a nivel de la médula espinal toracolumbar. Si miramos con detenimiento, veremos que coincide con el tercer, segundo y primer loop del Sistema de Aferencias Homeostáticas que describimos al hablar de Interocepción, por lo que, sin hacerlo de forma explícita y ni siquiera intencional, los autores están afirmando que este sistema es el motor de las ondas de Mayer, y por lo tanto (en teoría al menos) del Movimiento Respiratorio Primario.

Sin embargo, este trabajo se focaliza en las eferencias, en las neuronas que realizan la descarga basal, que marcan el pulso. Al intentar explicar el origen de la vía aferente del reflejo en el que dichas neuronas se sustentarían para tal acción, sólo se especula sobre posibles mecanismos barorreceptores y vasomotores, cuando en realidad sabemos que entre el 70 y 90% de los receptores que el sistema posee, son terminales nerviosas libres capaces de leer el comportamiento del organismo como una matriz tenségrica de armónicos. En resumidas cuentas, incluso si el MRP presente en todo el organismo fuera en realidad una oscilación de Mayer, y tuviera su origen en *"osciladores simpaticogénicos"* (o marcapasos) presentes en distintos niveles del Sistema de Aferencias Homeostáticas, el origen de este reflejo volvería a situarnos en el pulsar vibratorio de la Matriz de Armónicos.

Si efectivamente el MRP es la evidencia palpable de un cuerpo que respira a nivel molecular, la matriz extracelular debe poseer un ciclo que represente su propia inspiración y espiración. Será entonces este pulso el encargado de activar las terminales nerviosas libres que informarán sobre los estados de salud o enfermedad del tejido, entendidos los mismos como la capacidad de vibrar, respirar, y por tanto mecanotransducir.

En 2008 Paul Lee, un osteópata estadounidense, publicó su trabajo *The Living Matrix: a model for the Primary Respiratory Mechanism* [60]. Su mirada sobre la matriz extracelular posee una profunda concepción tenségrica de la misma y permite explicar el MRP como consecuencia de la actividad pulsátil de sus fases de gelación y solubilización, y las ondas de calcio que estos generan. Como sucede a menudo en los procesos metabólicos, el estado final de una serie de eventos es el estímulo necesario para desencadenar la siguiente fase que llevará al sistema en sentido contrario depositándolo en su punto de partida donde se reiniciará la vía metabólica inicial. Se constituye así un circuito de procesos encadenados que llevan a la matriz extracelular a oscilar permanentemente entre estados de mayor y menor viscosidad. La clave radica en la interacciones entre los iones de calcio, el agua y las macromoléculas de la matriz extracelular (ácido hialurónico y proteoglicanos). La presencia de calcio es inversamente proporcional al nivel de polimerización del ácido hialurónico, por lo que a mayor concentración de estos iones, menor dimensión del polímero. Esto repercute directamente en la cantidad de agua que dicha proteína es capaz de ligar o retener, por lo que, gracias al calcio, el agua puede fluir libremente. Al ser menor la cantidad de cargas negativas del ácido hialurónico, el calcio y el agua migran hacia el siguiente elemento cargado negativamente en la región de la membrana celular. Esta "ola" de calcio y agua lleva disueltos los nutrientes que han difundido desde el capilar hacia la matriz extracelular rumbo a la célula. Ahora que el agua "ha barrido" el calcio, la baja concentración del ion permite que aumente el nivel de polimerización del ácido hialurónico, incrementando su capacidad de retener agua. Ésta deja de fluir y el calcio y los nutrientes vuelven progresivamente a elevar su concentración. Cuando el nivel de calcio sea suficiente, se reiniciará el ciclo.

Este es el momento ideal para utilizar como herramienta la Física de ondas estacionarias, ya que nos ayudará a entender cómo este proceso influye sobre la Matriz de Armónicos, y podremos además ver un claro ejemplo de su aplicación. Recordemos la fórmula:

$$T = \frac{4\mu \cdot L^2 \cdot f^2}{n^2}$$

La principal variable que entrará en juego en este ciclo será la densidad de masa lineal (μ), a la que podemos relacionar de forma directamente proporcional a la viscosidad de la matriz. Este ciclo de gelación y solubilización del medio extracelular creará estados de alternancia de su densidad de masa, afectando de igual modo a la tensión (T) de la matriz de armónicos que se incrementará y disminuirá una y otra vez determinando una vibración. Este fenómeno bioquímico y mecánico del cual no está exenta la célula (merced a la conexión de su citoesqueleto con la matriz extracelular, punto que ya hemos desarrollado ampliamente), es leído por las terminales nerviosas libres que informarán al Sistema de Aferencias Homeostáticas.

Si retomamos el análisis sobre el origen de las ondas de Mayer que mencionamos unos párrafos más atrás, sería este input originado en los sucesivos cambios de tensión de la matriz extracelular, el que desataría la respuesta tónica basal de los centros simpaticogénicos, dando lugar a lo que llamamos Movimiento Respiratorio Primario.

A la luz de este nuevo paradigma, el fenómeno descrito por William Sutherland se nos presenta como una consecuencia inevitable de la estructura tenségrica del organismo, como la respuesta homeokinética de un sistema inmensamente complejo a la entropía siempre creciente, y como un reflejo que involucra la constante lectura de la salud vibracional del medio por parte de un sistema nervioso con una actividad simpática basal que marca el pulso en sincro.

La disfunción somática

Una realidad, infinitas posibilidades

A lo largo de la historia de la Osteopatía la comprensión de la naturaleza última de este fenómeno ha tomado varios rumbos. Muchas de las investigaciones y fundamentaciones fisiológicas de lo que los osteópatas denominamos *disfunción somática* se centran principal o exclusivamente en el primer loop del Sistema de Aferencias Homeostáticas. Ejemplos de esto son el trabajo de Irvin Korr y Fryette, los conceptos de "desarreglo intervertebral menor" y "síndrome célulo-teno-miálgico" de Robert Maigne o el "síndrome espondíleo reflejo" de Jiri y Vaclav Dvorak. Si bien es cierto que el paradigma establecido ha servido para darnos una base desde donde comprender nuestro trabajo, la complejidad de la clínica con la que lidiamos día a día nos ha mantenido alertas y en la búsqueda. Los relativamente recientes trabajos de Gary Fryer [24] (Australia) publicado en el Journal of Osteopathic Medicine en 2016, y de Paolo Tozzi [55] (Italia) publicado en 2015 en el Journal of Bodywork and Movement Therapies realizan una revisión del modelo actual en la que se plantea expresamente la necesidad de una renovación. La nueva evidencia neuroanatómica con su modelo de procesamiento en paralelo de la información aferente por centros de diferentes jerarquías neurológicas, el desembarco de la Tensegridad con la consecuente incorporación de la noción de la matriz de armónicos y la Mecanotransducción, sumado a la correcta aplicación de la noción de piezoelectricidad y la hipótesis de coherencia cuántica de los microtúbulos neuronales, también reclaman una actualización que reinterprete la fisiopatología y los incorpore.

Toda la evidencia apunta a que aquello que mediante una exhaustiva evaluación el osteópata busca diagnosticar en su paciente, involucra primariamente una falla en el pre-stress de la matriz de armónicos. Esta situación crea una aferencia mediada por fibras Aδ y C que estimula al Sistema de Aferencias Homeostáticas con todos sus loops en distintos niveles neurológicos de forma simultánea, pudiendo llegar incluso a afectar la imagen del "yo físico" del paciente presente en la corteza insular anterior. El volumen de respuesta de cada estrato neurológico de este sistema puede no ser la misma, pero pareciera ser claro que para que se constituya la disfunción debe establecerse una perpetuación de la respuesta eferente del sistema en una reverberancia patológica.

Es necesario considerar también que, tal como lo afirmaba Melzack, la firma neurológica que cada input genera es única. La forma en la que la Neuromatrix es estimulada y la respuesta que esta genera, serán diferentes en cada caso. Podemos sin embargo encontrar semejanzas, incluso patrones, que se repetirán cuanto más inferior en jerarquía neurológica sea el loop que consideremos. Un reflejo metamérico, por ejemplo, es factible de ser repetido en distintos pacientes con igual resultado, lo que nos permite, al orientar nuestro tratamiento sobre ese nivel neurológico, tabular y cuantificar el éxito o fracaso de una técnica en particular de forma relativamente precisa. No sucede lo mismo al buscar los rastros de la firma en niveles más altos de la Neuromatrix. La verdad última del trabajo de quien intenta tratar un paciente con un correcto y profundo conocimiento neurofisiológico de lo que es e implica una disfunción somática, es que cuanto más ascendemos en la neurofisiología de este Sistema de Aferencias Homeostáticas, el fenómeno se vuelve único e irrepetible: Tiene un contexto (histórico, social, emocional...), una interpretación (qué es lo que significa para nuestro paciente lo que siente), y una respuesta que será imposible de estandarizar, ya que los centros involucrados hacen a la conciencia más elevada de nuestro paciente.

La facilitación y el dolor

El "descenso de las barreras" propioceptivas es una característica que diversos autores han descrito al referirse al fenómeno denominado *disfunción somática*. Esto redunda en que la estructura en disfunción se vuelva más sensible o hiperestésica a la palpación (detalle que resulta de ayuda cuando el profesional se enfrenta a la tarea de palpar y diagnosticar).

En 2005, Melzack propuso considerar al dolor como el *output* generado por esta firma neurológica específica que se impone en la red neuronal [8]. Lo más interesante de su propuesta es que interpreta al dolor como la respuesta del sistema y no como la información que ingresa al mismo. Esto pareciera contraponerse con el mecanismo de control del dolor que él mismo junto a Wall, propuso en 1965. en el que la modulación se daba a nivel medular (específicamente gracias a la acción de las interneuronas presentes en la sustancia gelatinosa del asta posterior). En los años en los que surgió la Teoría de Compuerta del dolor, los paradigmas se debatían entre dos posturas opuestas que proponían por un lado que el dolor tenía sus propios receptores y áreas específicas del cerebro (Teoría de la Especificidad), o, que no tenía ni unos ni otros, sino que sólo era el resultado de una estimulación demasiado intensa de receptores no específicos (Teoría del Modelo), pero en ambos casos la disyuntiva se centraba sobre las características y vías del input, fallando al momento de explicar por qué existía dolor cuando no había estímulo sobre el receptor (fenómeno de miembro fantasma) o cómo, en situaciones extremas de huída o lucha, el organismo es capaz de controlar su percepción. La teoría de Wall y Melzack constituyó el primer controlador de la actividad nociceptiva, pero dejaba estas preguntas sin resolver. Por esta razón fue que 30 años más tarde, Melzack propone la existencia de una red neuronal [18] con componentes somatosensoriales, límbicos y talamocorticales que al actuar en paralelo, construyen las *dimensiones sensorial-discriminativa, afectivo-motivacional* y *evaluativo-cognitiva* de la experiencia de dolor, haciendo hincapié en nuevos conceptos no incluidos en la teoría de compuerta, donde se vinculan los aspectos cognitivos del dolor derivados de la experiencia y la memoria [20].

Se ha postulado que un organismo debe evitar los estados "sorpresivos" en función de optimizar sus funciones (Teoría de Energía Libre [64], Friston 2009). Según esta lógica, nuestro sistema nervioso, a partir de experiencias previas, intenta constantemente visualizar patrones que le permitan predecir posibles escenarios a fin de minimizar el nivel de adaptación que debe aplicar a su entorno. Cuando esto no es posible el estado real y el esperado no coinciden, la predicción por lo tanto resulta incoherente y dependiendo de la interpretación que se haga de esta realidad inesperada, podrá ser tomada como positiva o negativa, requiriendo en ambos casos un aumento de la energía utilizada ya que deberemos adaptarnos a esta situación imprevista. Dentro del sistema homeostático, esta mirada sugiere que para mantener los parámetros de los estados metabólicos (temperatura, presión arterial, presión parcial de oxígeno, estado vibratorio de la matriz de armónicos) en sus rangos medios (fisiológicos) con el menor gasto de energía posible, debemos reducir la diferencia entre la predicción del estado interoceptivo y la realidad.

Esta forma de optimizar la energía prediciendo escenarios posibles es una acción que realizamos a diario. El humor es un ejemplo de este mecanismo neurológico, ya que en definitiva el objetivo es sorprender al sistema con escenarios hilarantes e inesperados (de ahí la importancia de un buen remate para que el chiste funcione). El *reflejo condicionado* de Pavlov bien podría ser considerado otro ejemplo de esto: al reconocer el patrón que genera una respuesta, el organismo actúa en consecuencia. Es común también que, en lo que respecta a los niveles de dopamina en el circuito de placer/recompensa, se utilice una ecuación que establece que la cantidad de dopamina generada será igual a recompensa lograda menos recompensa esperada. Todos ejemplos de un sistema que busca escribir patrones mediante los cuales interpretar su realidad y anticiparse a los cambios ya que estos, sean positivos y gratificantes o negativos e inquietantes, rompen con la predicción y son costosos. A nivel neurológico y con una mirada de economía energética, una gran parte de nuestro sistema se afana por mantener el *status quo*.

Frente a una situación inesperada en la que la predicción del estado no coincide con la realidad, el sistema de aferencias homeostáticas tendrá dos mecanismos para salvar la distancia entre ambos escenarios. Podrá cambiar su predicción igualando a la sensación inesperada (que es lo que se denomina *encodificación predictiva*) o estimulará reflejos autonómicos para crear sensaciones viscerales que cumplan con las predicciones (que es lo que se denomina *inferencia activa*). Es en este segundo mecanismo donde se evidencia la reverberancia patológica de un loop. Según Edwards (2012) la falla primaria en el mecanismo de *inferencia* genera una *modulación atencional de la ganancia sináptica en las neuronas del sistema de aferencia primaria en niveles jerárquicos intermedios*. Este cambio en "la ganancia sináptica" es la razón del descenso de barreras propioceptivas y del fenómeno de facilitación descrito de distintas maneras a lo largo de los años en la bibliografía osteopática y de la terapia manual.

La sintomatología que el paciente expresa espontáneamente al concurrir a la consulta, o aquella que hallamos mediante la evaluación, es una respuesta de un sistema tratando de adecuarse a un input que ha roto con la concepción que el organismo tiene de sí mismo. Desde este punto de vista, lo que denominamos disfunción somática provoca una atomización de la capacidad de interocepción, y una fragmentación de la sensación de sí mismo (conciencia) a nivel de la corteza insular anterior.

El dolor, en cualquiera de sus formas, es entonces el resultado de un proceso de elaboración constante del entorno tanto interno como externo y no la mera activación de nociceptores, por lo que esta sensación no se genera en un área específica del cerebro, sino a través de la actividad coordinada de la

Neuromatrix. Está influenciado por procesos emocionales y atencionales, y es un output que causa variaciones en procesos cognitivos capturando automáticamente la atención. Esta última característica constituye la neurofisiología de las terapias de localización o lo que denominamos comúnmente como "kinesiología aplicada".

Hallazgos clínicos frecuentes desde una mirada interoceptiva

Las conexiones divergentes que poseen los centros estimulados por cada loop, son necesarias para explicarnos la fisiopatología de los hallazgos clínicos que el profesional de la Osteopatía puede cuantificar en el proceso de evaluación de un paciente.

Tomemos como primer ejemplo el estudio de la verticalidad del paciente. Es un método de evaluación que se encuentra presente en la bibliografía osteopática desde los primeros años. John Martin Littlejohn fue uno de los primeros en teorizar respecto de los arcos o curvas de la columna y su biomecánica, utilizando conceptos como *vértebra angular* (en analogía a la piedra angular del arco romano). La mayor parte de su trabajo sin embargo, fue dejada de lado luego de los aportes que años después hizo Fryette. Actualmente el modelo de *vértebras pivots* complementa la concepción de las curvas raquídeas, vértebras angulares y las líneas de fuerzas trazadas por Littlejohn. El estudio de la alineación de estas vértebras pivot con la vertical absoluta perpendicular al suelo le permite al profesional tener un acercamiento a la posible localización del origen de la disfunción, incluso hacerse a la idea de qué tan lesiva o afisiológica está siendo para el sistema. Para explicarlo de forma más sencilla, en función de mantener su postura de un modo económico, el organismo intentará oscilar siempre sobre una perpendicular al piso que caiga en el centro de su base de sustentación. Esta oscilación nunca debe superar los cuatro grados de alejamiento de la vertical, y los cuerpos vertebrales de la cuarta dorsal y la tercera lumbar (ambas vértebras pivots), deben coincidir con esta línea imaginaria. Es lo que en Osteopatía llamamos: vertical de Barré. Cualquier desviación implica un mayor gasto energético y dará lugar, mientras sea posible, a compensaciones que intenten corregir la postura acercándose a la línea media. Cuando al evaluar al paciente el profesional evidencia que los segmentos vertebrales antes mencionados no coinciden con la vertical y existe un corrimiento de la línea que expresa la posición más económica de postura, se infiere que el sistema ha cedido su necesidad del menor gasto posible en función de mantener o potenciar el confort que le sea posible (evitar el síntoma). ¿Puede el modelo de loops del sistema de aferencias homeostáticas explicarnos este fenómeno?

Se ha mencionado que una de las eferencias de la corteza interoceptiva (quinto loop) es la amígdala, y que ésta a su vez buscará hacer sinapsis con la sustancia gris periacueductal y el hipotálamo en función de cerrar el loop. Debemos puntualizar también que en su participación en los mecanismos de alarma del organismo, la amígdala activa una vía que, utilizando como neurotransmisor al factor de liberación de corticotropina (CRF), estimula un pequeño grupo de neuronas de vital importancia para poner al sistema en situación de defensa. Nos referimos al Locus Ceruleus (LC), un conjunto de unas 40.000 neuronas productoras de noradrenalina que funciona como "la glándula adrenal del cerebro". Las vías eferentes del LC son amplias y no están del todo determinadas, pero existen pruebas concretas utilizando microscopía por fluorescencia, que evidencian su conexión con la capa de células de Purkinje en la corteza cerebelosa. Estas células y sus descargas sinápticas representan la totalidad de las vías de descarga de la corteza cerebelosa; la mayor parte de ellas son gabaérgicas (inhibitorias) y proyectan hacia los núcleos cerebelosos profundos (dentado, emboliforme, globoso y núcleos del techo), pero una pequeña fracción se proyecta directamente hacia núcleos vestibulares. Los núcleos dentado, emboliforme y globoso, constituyen el haz eferente cerebeloso de mayor tamaño y emerge del mismo por el pedúnculo cerebeloso superior. Estas fibras se cruzan a nivel del tubérculo cuadrigémino superior y ascienden para ingresar en el núcleo rojo contralateral y circundarlo (aunque una mínima parte de ellas harán sinapsis a esta altura y participará del haz descendente rubroespinal), teniendo como destino final los núcleos ventral lateral y posterolateral ventral del tálamo, desde donde accederán a la corteza motora primaria. De esta manera, las señales provenientes del núcleo dentado (principalmente) influencian sobre la actividad de neuronas motoras de la corteza cerebral que enviarán su señal a todo el aparato músculo esquelético vía el haz corticoespinal. Así, una disfunción de la matriz de armónicos lo suficientemente potente, implicará una activación del estado de alarma de la amígdala que vía el LC influirá sobre el cerebelo, y a partir de éste, sobre la regulación del tono muscular, la coordinación automática de la función motora somática y el equilibrio, implicando cambios adaptativos de la postura en función de la localización de la disfunción en la matriz.

Otro hallazgo muy común en la clínica, es la frecuente presencia de estados de tensión elevados a nivel del diafragma torácico. Este músculo es llamado por distintos autores como "el músculo de la vida", debido a la cantidad de funciones en la que se encuentra implicado y su importancia en varias de las hegemonías que posee nuestra fisiología. Biomecánicamente, se destaca su participación en la mayor parte de las cadenas miofasciales actuando como un punto de entrecruzamiento de las mismas. Como todo diafragma, participa en la regulación de presiones internas de las cavidades que separa (torácica y abdominal) y colabora activamente en la correcta dinámica de fluidos corporales merced a su capacidad de funcionar como una bomba aspirativa. Su inervación proveniente del nervio frénico tiene su origen en las motoneuronas localizadas en los niveles medulares de tercera, cuarta y quinta vértebra cervical, y a menudo recurrimos a la búsqueda de alteraciones en estos segmentos intervertebrales para justificar su presencia en las cadenas lesionales que presenta el paciente. Su vínculo con el modelo de procesamiento paralelo de la información interoceptiva revela mecanismos neurológicos más complejos [25]. La sustancia gris periacueductal, como hemos señalado, forma parte de la mayoría de las vías descendentes que llevan la respuesta de los loops superiores, sus funciones como centro homeostático del mesencéfalo, sin embargo, van mucho más allá. Participa, a través de la estimulación de distintos centros en el control del sistema cardiovascular, la nocicepción, la micción, la defecación, la mecánica del parto, la actividad sexual, la respiración, la vocalización, el llanto y la risa. Estas últimas cuatro funciones, íntimamente relacionadas con el diafragma torácico, son logradas mediante sus conexiones con el *núcleo retroambiguo* (mediante los que influye sobre la mecánica de la laringe, faringe, paladar blando, intercostales internos, músculos abdominales y el piso de la pelvis) y los núcleos respiratorios presentes en la médula lateral (a través de los que accede a la inervación de los intercostales externos y del mismo diafragma vía nervio frénico). Una correcta comprensión del funcionamiento de este centro homeostático mesencefálico, no sólo explica la frecuente aparición de un tono elevado del diafragma incluso en pacientes en los que su cadena lesional pareciera no involucrar las metámeras correspondientes al nervio frénico, sino que, a partir de ello, nos muestra la diversidad de respuestas (en tanto estructuras y funciones implicadas) que pueden existir en los distintos pacientes.

Estos breves ejemplos (a los que podríamos agregar muchos más) intentan demostrar dos puntos fundamentales en lo que a repensar el concepto de disfunción somática refiere. Cada paciente desbalancea su vertical de forma particular y, al mismo tiempo, si bien en todos ellos el Sistema de Aferencias Homeostáticas está involucrado, no todos generan un espasmo similar (o alguno) a nivel diafragmático. Esto, por una parte, sostiene la premisa de que cuanto más alto es el nivel (loop) neurológico de este sistema que se encuentra comprometido, más individual e irrepetible es la respuesta de cada organismo. Pero más importante aún, las diferencias entre las diversas respuestas que pueden generarse, nos llevan a una pregunta fundamental en nuestra búsqueda de entender este fenómeno: ¿cuándo una disfunción somática comienza a ser?

Léase, ¿disfunción somática?

Quienes nos precedieron se encontraron en la necesidad de utilizar las herramientas clínicas de su época para darle entidad a aquello sobre lo cual trabajaban. En nuestro consultorio, los signos palpables del paciente sobre los cuales estos autores se basaron siguen allí. Una densidad a la palpación, una asimetría en los reparos, una alteración en la movilidad, en el recorrido, en su temperatura, en su sensibilidad, en su textura. Una banda tensa en un vientre muscular. Una zona o un punto que al palparlo modifica el tono de todo el sistema. Una vertical fuera de su eje. Profundizar aquello que creemos o definimos como disfunción somática, no niega nada de esto. Mal haríamos en tirar por la borda conceptos como metámera, dermatoma, miotoma, esclerotoma, angiotoma o viscerotoma, pero debemos expresar eso que los osteópatas diagnosticamos y tratamos, en términos que vayan de la mano de un conocimiento que ha avanzado y que sigue creciendo.

La Tensegridad ha llegado para cambiar el cristal a través del cual vemos nuestra fisiología. Tensión y compresión en balance, interconectándolo todo. Un pre-stress en una geometría sin centro de simetría. Un vibrar armónico como vía de comunicación de información compleja en una estructura de comportamiento cristalino con capacidad de transmutar lo mecánico en eléctrico y viceversa. Un pulsar como arma contra la entropía. Y todo un sistema nervioso con sus distintos niveles jerárquicos en permanente escucha elaborando simultáneamente todas las posibilidades hasta decantar en la respuesta elegida.

Pensar entonces la disfunción somática como una restricción de la movilidad del tejido conectivo en los tres planos del espacio asociada a una respuesta metamérica es correcto, pero lo mismo que la física newtoniana a la cuántica, es tan sólo una aproximación a una realidad más compleja. Sobre la misma lógica, pero en términos tenségricos y considerando la neurofisiología de la interocepción podríamos, a modo de ensayo, intentar definir este fenómeno como una alteración en la tensión de base del tejido (regida por las variables presentes en la ecuación de ondas estacionarias) que lo condicionará en su capacidad de mecanotransducir la información que viaja a través de la Matriz de armónicos y modificará las cualidades de su campo electromagnético. Esta situación será censada e informada a través del inmenso volumen de terminales nerviosas libres que servirán de input al Sistema de Aferencias Homeostáticas en todos sus niveles jerárquicos de forma simultánea, existiendo al menos cinco estratos de procesamiento que generarán una respuesta, la cual será más compleja cuanto más elevado sea el nivel neurológico considerado.

Cada uno de estos sucesos fisiológicos constituye una forma de entender al organismo, de evaluarlo y de tratarlo. Podríamos entonces definir una disfunción somática según una mirada focalizada en un aspecto único del suceso. Es decir, lo que puede ser expresado como "una alteración de la movilidad del tejido conectivo en los tres planos del espacio", también puede ser enunciado como "una perturbación del nivel de pre-stress de la matriz de armónicos" o "una falla en la capacidad de mecanotransducción" o "una alteración de las virtudes electromagnéticas del tejido" o "un loop de reverberación patológica del Sistema de Aferencias Homeostática". Cualquiera de estas variantes es correcta a la luz de lo que hemos desarrollado a lo largo de este texto y, sin embargo, todas ellas ven solo una parte de una realidad más compleja.

Este ejercicio mental de redactar una nueva definición mirando el proceso desde distintos ángulos y pensar cuál sería, para cada uno de ellos, su forma de entender lo que es en definitiva una disfunción somática, conlleva irremediablemente a comparar cada una de estas interpretaciones. Caemos en cuenta, al analizarlas una por una, que casi todas ellas identifican este fenómeno como un *input* (ya sea situado en el pre-stress del tejido, en su capacidad para mecanotransducir o en su campo electromagnético), pero sólo uno de estos enunciados la entiende como un *output* (haciendo hincapié en la respuesta generada por el Sistema de Aferencias Homeostáticas).

Podemos trazar entonces un paralelo con el camino recorrido por Melzack. Como hemos mencionado, en 2005 tuvo que modificar su propia concepción del *dolor*, durante tanto tiempo ligada a receptores específicos que llevaban información dolorosa (*input*), entendiendo que es en realidad el sistema (la Neuromatrix) el que define o no su existencia (ergo, un *output*). Desde esta mirada, en línea con la *Teoría de Energía Libre* de Friston, veríamos que al fin de cuentas, quien determina la existencia o no de una espina nociceptiva será el Sistema de Aferencias Homeostáticas. La definición de disfunción somática quedaría enteramente vinculada a un *output* y podría ser enunciada, a mi entender, como *un error en la predicción del estado somato emocional del propio organismo que produce un estado de reverberación patológica en la Neuromatrix.*

El hacer hincapié principalmente en el output del sistema nervioso y no en el estado disfuncional de cualquiera de las capacidades del tejido, no niega la afectación de estas últimas, y al mismo tiempo plantea tres derivaciones (al menos) que permiten explicar todas las realidades que nos encontramos día a día en nuestros pacientes.

En primer término, permite considerar la existencia de una alteración tisular sin que esto constituya una disfunción. Es el caso de las cicatrices por ejemplo, las que en su gran mayoría requieren de un tratamiento y que, luego de realizado el mismo, las mismas dejan de constituir una espina nociceptiva, pero el tejido guarda siempre una alteración de su tensión de base original. Ningún tejido vuelve a su estado original luego de un proceso cicatrizal, sin embargo el organismo es capaz de integrar esta nueva realidad tensional. El tejido tiene un nuevo nivel de pre-stress que afectará todas las cualidades y capacidades del tejido, pero el Sistema de Aferencias Homeostáticas ha dejado de entenderlo como una entidad patológica o una espina nociceptiva.

Una segunda derivación es la posibilidad de que el input no sea tisular, sino emocional. El estrato jerárquicamente más elevado en el Sistema de Aferencias Homeostáticas del ser humano tiene como centro integrador a la corteza sensoriomotora límbica, de lo que se deduce que no es necesaria la presencia de un input somático en lo absoluto. Esto no es nada nuevo para un osteópata, es lo que denominamos una disfunción somatoemocional. La novedad reside en que si toda disfunción es en realidad un output del sistema, no es necesaria otra definición para abarcar esta circunstancia. El soma se verá afectado entonces como consecuencia de la respuesta del Sistema de Aferencias Homeostáticas. En una síntesis perfecta de lo que estamos analizando, John E. Upledger describe cómo se presenta el tejido utilizando un "Modelo de Quiste de Energía" [82] en el cual hace referencia a un incremento de entropía en la zona a tratar. Upledger explica que este quiste constituye el punto central de un número infinito de campos concéntricos que vibran rotando, desorganizando el correcto flujo normal de microcorrientes y energías dentro del sistema fascial, impidiendo que el motor termodinámico rítmico fluya correctamente y alterando la correcta mecanotransducción. En mi opinión, sencillamente impecable.

Finalmente, la tercera derivación de definir lo que llamamos disfunción somática como un output, se resume en una verdad simple: la existencia o no de este fenómeno es una decisión exclusiva del Sistema de Aferencias Homeostáticas en una o más de sus jerarquías neurológicas. Esto también se nos presenta como una consecuencia lógica de lo planteado en las dos primeras derivaciones. Es decir, si puede existir una alteración en el pre-stress original sin que haya patología o si el soma puede verse afectado como consecuencia de un proceso que no comienza en sí mismo sino en un plano emocional, debemos inferir por tanto que la única condición indispensable sin la cual no existirá lo que llamamos disfunción somática, es el output del Sistema de Aferencias Homeostáticas. Será el nivel de complejidad de esta respuesta el que determinará finalmente todas las cualidades que presentará el paciente y que serán susceptibles de ser evaluadas para su diagnóstico.

Si la tarea que nos propusimos era repensar la conceptualización de aquello que los osteópatas nos dedicamos a tratar, a la luz de lo que hemos visto, la terminología *disfunción somática* no pareciera ser representativa ni de la complejidad de lo que en realidad ocurre, ni de los requerimientos mínimos y fundamentales que deben darse a nivel neurológico. Trabajar sobre el soma no debería limitar la nomenclatura de lo que realmente estamos tratando, y esto es, sin lugar a dudas, una respuesta patológica del Sistema de Aferencias Homeostáticas. Nuestra función como profesionales es entonces estimular esta compleja arquitectura neurológica de forma tal que cese en la activación del output que provoca la clínica que se evidencia en el paciente.

Es por esto que, en mi opinión, no tratamos disfunciones somáticas, sino *predicciones disfuncionales* del sistema. Las tratamos ya sea al modificar las variables en la ecuación de tensión del tejido, al reconectar el soma con la emoción que lo fragmentó, o al liberar la artrocinemática articular con una maniobra manipulativa. En definitiva, al devolverle al organismo su *libertad vibracional* para que el input vaya en línea con la imagen que nuestra corteza insular anterior tiene de nosotros mismos. Si hemos hecho bien nuestra labor, la predicción que el Sistema de Aferencias Homeostáticas (que busca siempre la menor cantidad de entropía posible) hace en todos sus niveles jerárquicos sobre cada aspecto de nuestra fisiología, coincidirá con lo que en realidad ocurre. No habrá entonces *predicciones disfuncionales* y por tanto, el organismo en estado de salud se verá libre de respuestas o outputs patológicos.

EPÍLOGO

La Osteopatía está en constante crecimiento. Desde Andrew T. Still hasta hoy ha recorrido una larga senda que la ha llevado por horizontes diversos. De Estados Unidos a Gran Bretaña, luego Francia y el resto de Europa, para volver más tarde al continente americano. Aunque dispares en geografía, idiosincrasia y tiempo, en cada tierra en la que ha echado raíces se nutrió con cada cultura y momento histórico, político y social. Nacida de un médico con profundas creencias religiosas, ha coqueteado con naturópatas, homeópatas, hueseros ingleses, quiroprácticos, médicos ortodoxos y, por qué no, con kinesiólogos y fisioterapeutas. Con todos y cada uno ha crecido, nutriéndose de un crisol de técnicas y abordajes terapéuticos concebidos bajo una misma filosofía. Ha inspirado a profesionales de otras áreas de la salud y a otros tantos que se acercaron a ella desde ámbitos que, a simple vista, parecen lejanos e inconexos.

Con el tiempo, el camino nos ha traído a un punto en que las distancias entre los distintos saberes tienden a desaparecer. Hoy, la integración del conocimiento proveniente de distintas expresiones de la ciencia, nos brinda la oportunidad de estar más cerca de lograr aunar todas las técnicas de evaluación y tratamiento en una sola fundamentación científica. Para lograrlo, debemos tener la capacidad de abandonar todo vicio de formación endogámica, soltar los paradigmas y las nomenclaturas que nos aíslan y crecer en una comprensión de la Anatomía y la Fisiología desde la Física moderna, madre de todas las ciencias.

La noción de metámera debe ser enseñada en el encuadre del Sistema de Aferencias Homeostáticas para poder visualizarla como lo que neurofisiológicamente es en verdad: el primero de otros loops de niveles neurológicos más altos que merced a su estructura jerárquica, diversifican y dan singularidad a aquello que debemos diagnosticar. Esto permitirá al osteópata en formación incluir en un segundo paso, de forma sencilla y práctica, la dimensión psico-neuro-inmuno-endocrinológica de la clínica que presenta un paciente, ya que ésta se halla implícita en la neuroanatomía de los loops superiores.

El término *disfunción somática* debe evolucionar y transformarse en una *predicción disfuncional* (o cualquier otra nomenclatura; ésta es, en todo caso, la que humildemente propongo) que cambie el eje de la problemática llevándolo al plano del *output* neurológico originado en el procesamiento predictivo del sistema nervioso, al tiempo que abra el juego a otros inputs como el emocional, nutricional y social. De esta manera podremos explicar de forma más clara la multiplicidad de situaciones en las que un osteópata puede y debe actuar.

Pero, cuidado, no es tan sencillo. La tarea no acaba aquí. A lo largo de todo este trabajo he intentado desarrollar distintos aspectos de la fisiología del cuerpo humano bajo la mirada de un modelo físico esperando que sirva como prueba definitiva para darle a nuestra profesión su merecido status de ciencia. Sin embargo, la Osteopatía está llamada a ser aún más. Debemos modificar nuestros planes de estudio y comenzar a enseñar los conceptos de Tensegridad, pre-stress y Mecanotransducción desde el primer día de formación académica, pero será fundamental incorporarlos junto con áreas programáticas como *Historia de la Osteopatía* y *Filosofía de las Ciencias*. Sólo en el saber de dónde venimos realmente podremos entender de forma cabal cómo esta nueva mirada del organismo afecta y resignifica nuestra profesión, y únicamente con una correcta capacitación en cómo se desarrollan las teorías científicas, seremos capaces de salir de la trampa que implica identificar ciencia con cientificismo [88], el cual limita toda posibilidad de adquisición de conocimiento real a la observación empírica capaz de ser cuantificada dentro de un modelo matemático. Es muy fácil confundirse si se posee mucha formación en ciencias duras como la Física, pero un vago o nulo conocimiento de Filosofía. Y en esta era de la Medicina basada en la evidencia, en la que abundan mucho los cientificistas que catalogan a la Osteopatía como una pseudociencia, necesitaremos de ambas.

Si completamos las tareas que implícitamente nos impone este *retorno holístico al origen* del que nos hablaba Dummer, lograremos pasar al siguiente ciclo evolutivo: una nueva etapa que, a mi entender, marcará el fin de la dualidad entre ciencia y espiritualidad, podremos reescribir nuestros pilares teóricos fundamentales en el lenguaje de una nueva fisiología, y daremos a luz a la siguiente camada de profesionales de la Osteopatía los serán, sin duda, *nativos tenségricos*.

Puedo hoy responder en primera persona cuál es la relevancia de la Tensegridad en la Osteopatía. Me permitió encontrar la ciencia en el arte de sanar y la belleza del arte en el diseño que habita detrás de la fisiología de todo organismo vivo. En el camino que he transitado, cambió mi forma de entender esta profesión, abrió mi mente y junto con ella se abrieron mis manos.

La marea está cambiando. Los años venideros dirán si fuimos capaces de navegar aguas más profundas en este *gran mar desconocido* del que nos habló Still, o si simplemente nos conformamos con mirar la espuma desde la arena.

REFERENCIAS BIBLIOGRÁFICAS Y MATERIAL COMPLEMENTARIO

Trabajos Científicos

1. A. Araque, M. Navarrete; *El ayer y hoy de los astrocitos*; Mente y Cerebro, 2013, Vol 59:18-23.

2. A. D. Craig; *Interoception: the sense of the physiological condition of the body*; Current Opinion in Neurobiology, 2003, 13:500-505. doi:10.1016/S0959-4388(03)00090-4.

3. A. Iberall; *A field and circuit thermodynamics for integrative physiology. III. Keeping the books - a general experimental method*; J. Physiol., 1978, 234(3):R85-R97.

4. A. Mammoto, K. M. Connor, T. Mammoto, C. Wing Yung, D. Huh, C. M. Aderman, G. Mostoslavsky, L. E. H. Smith, D. E. Ingber; *A mechanosensitive transcriptional mechanism that controls angiogenesis*; Nature, Vol. 457, 2009 February, 1103-1109. doi:10.1038/nature07765.

5. C. H. Cummings III; *A Tensegrity Model for Osteopathy in the Cranial Field*; JAOA, Spring 1994, 9-27.

6. C. J. Meyer, F. J. Alenghat, P. Rim, J. Hwai-Jen Fong, B. Fabryt, D. E. Ingber; *Mechanical control of cyclic AMP signalling and gene transcription through integrins*; Nature Cell Biology, Vol. 2, 2000 September, 666-668.

7. C. S. Chen, M. Mrksich, S. Huang, G. M. Whitesides, D. E. Ingber; *Geometric Control of Cell Life and Death*; Science, Vol. 276, 1997 May, 1425-1428.

8. D. Di Lernia, S. Serino, P. Cipresso, G. Riva; *Ghosts in the Machine. Interoceptive Modeling for Chronic Pain Treatment*; Frontiers in Neuroscience 10:314. doi:10.3389/fnins.2016.00314.

9. D. E. Ingber, *From Cellular Mechanotransduction to Biologically Inspired Engineering*; Ann Biomed Eng, 2010 March, 38(3): 1148-1161. doi:10.1007/s10439-010-9946-0.

10. D. E. Ingber, J. A. Madri, J. D. Jamieson; *Role of basal lamina in neoplastic disorganization of tissue architecture*; Medical Sciences Vol. 78 No. 6, 1981 June, 3901-3905.

11. D. E. Ingber; *Can cancer be reversed by engineering the tumor microenvironment?*; Semin Cancer Biol., 2008 October, 18(5): 356-364. doi:10.1016/j.semcancer.2008.03.016.

12. D. E. Ingber; *Cellular mechanotransduction: putting all the pieces together again*; The FASEB Journal, 2017 October, Vol. 20 No. 7, 811-827.

13. D. E. Ingber; *Cellular tensegrity: defining new rules of biological design that govern the cytoskeleton*; Journal of Cell Science Vol. 104, 1993, 613-627.

14. D. E. Ingber; *The Architecture of Life*; Scientific American, 1998 January.

15. D. E. Ingber; *The origin of cellular life*; BioEssays 22:1160-1170, 2000.

16. D. E. Jaalouk, J. Lammerding; *Mechanotransduction gone awry*; Nat Rev Mol Cell Biol., 2009 January; 10(1): 63-73. doi:10.1038/nrm2597.

17. D. Stamenovic, D. E. Ingber; *Tensegrity-guided self assembly: from molecules to living cells*; Soft Matter, 2009, 5, 1137-1145. doi:10.1039/b806442c.

18. E. A. Necka, I. Lee, A. Kucyi, J. C. Cheng, Q. Yu, L. Y. Atlas; *Applications of dynamic functional connectivity to pain and its modulation*; PR99 4 (2019), e752. doi:10.1097/PR9.0000000000000752.

19. E. J. Cuenca-Zamora, F. Ferrer-Marín, J. Rivera, R. Teruel-Montoya; *Tubulin in Platelets: When the Shape Matters*; Int. J. Mol. Sci. 2019, 20, 3484. doi:10.3390/ijms20143484.

20. F. Frediani, G. Bussone; *When does the brain choose pain?*; Neurological Sciences, 2019. doi:10.1007/s10072-019-03849-9.

21. F. Vasile, E. Dossi, N. Rouach; *Human astrocytes: structure and functions in the healthy brain*; Springer, November 2016. doi:10.1007/s00429-017-1383-5.

22. F. W. Stahnisch, M. Verhoef; *The Flexner Report of 1910 and Its Impact on Complementary and Alternative Medicine and Psychiatry*

in North America in the 20th Century; Evidence-Based Complementary and Alternative Medicine, Vol. 2012, Art. ID 647896. doi:10.1155/2012/647896.

23. G. Charras, A. S. Yap; *Tensile Forces and Mechanotransduction al Cell-Cell Junctions*; Current Biology 28, 2018 April, R445-R457. doi:10.1016/j.cub.2018.02.003.

24. G. Fryer; *Somatic Dysfunction: An Osteopathic Conundrum*; International Journal of Osteopathic Medicine, 2016. doi:10.1016/j.ijosm.2016.02.002.

25. G. Holstege, H. Subramanian; *Two Different Motor Systems are Needed to Generate Human Speech*; The Journal of Comparative Neurology, 2016, 524:1558-1577. doi:10.1002/cne.23898.

26. G. Zaki Ghali, M. Zaki Ghali, E. Zaki Ghali; *Spinal genesis of Mayer waves*; Neural Regen Res 2020; 15:1821-1830. doi:10.4103/1673-5374.280306

27. G. Zanotti, C. Guerra; *Is tensegrity a unifying concept of protein folds?*; Federation of European Biochemical Societies, 2002 December. doi:10.1016/S0014-5793(02)03853-X.

28. H. C. Joshi, D. Chu, R. E. Buxbaum, S. R. Heidemann; *Tension and Compression in the Cytoskeleton of PC 12 Neurites*; The Journal of Cell Biology, Vol. 101, 1985 September, 697-705.

29. J. Jones, A. Adamatzky; *Emergence of self-organized amoeboid movement in a multi-agent approximation of Physarum polycephalum*; Bionspir. Biomim. 7, 2012, 016009. doi:10.1088/1748-3182/7/1/016009.

30. H. I. Magoun Jr.; *Structure and function reexamined*; JAOA, Vol. 102, 2002 September, 465-466.

31. H. Soodak, A. Iberall; *Homeokinetics: A Physical Science for Complex Systems*; SCIENCE, Vol 201, august 1978, 579-582.

32. I. A. Strigo, A. D. Craig; *Interoception, homeostatic emotions and sympathovagal balance*; Phil. Trans. R. Soc., 2016, B 371: 20160010. doi:10.1098/rstb.2016.0010.

33. I. Prigonine; *Time, Structure, and Fluctuations*; SCIENCE, Vol 201, august 1978, 777-785.

34. J. C. O'Brien; *J. Martin Littlejohn (1865-1947) and James Buchan Littlejohn (1868-1947): Two distinct directions - Osteopathy and the birth of Osteopathic Medicine*; IJOM-D-13-00062.

35. J. F. Mégret; *La tensegridad, modelo biomecánico para la Osteopatía*; Apostill No. 14, 2004.

36. J. J. Timmons, J. Preto, J. A. Tuszynski, E. T. Wong; *Tubulin's response to external electric fields by molecular dynamics simulations*; PLoS ONE 13(9): e0202141. doi:10.1371/journal.pone.0202141.

37. K. E. Nelson, N. Sergueef, C. M. Lipinski, A. R. Chapman, T. Glonek; *Cranial rhythmic impulse related to the Traube-Hering-Mayer oscillation: comparing laser-Doppler flowmetry and palpation*; JAOA, Vol 101, march 2001, 3:163-173.

38. K. E. Poskanzer, R. Yuste; *Astrocytes regulate cortical state switching in vivo*; PNAS, April 27, 2016, E2675-E2684. doi:10.1073/pnas.1520759113.

39. K. J. Pienta, A. W. Partin, D. S. Coffey; *Cancer as a Disease of DNA Organization and Dynamic Cell Structure*; Cancer Research 49, 1989 May, 2525-2532.

40. K. J. Pienta, D. S. Coffey, *Cellular Harmonic Information Transfer Through A Tissue Tensegrity-Matrix System*; Medical Hypotheses, 1991, 34: 88-95.

41. K. Kassolik, A. Jaskólska, K. Kisiel-Sajewicz, J. Marusiak, A. Kawczyński, A. Jaskólski; *Tensegrity principle in massage demonstrated by electro- and mechanomyography*; Journal of Bodywork and Movement Therapies (2009) 13, 164-170. doi:10.1016/j.jbmt.2007.11.002.

42. L. Chaitow; *Fascial well-being: Mechanotransduction and manual and movement therapies*; Journal of Bodywork and Movement Therapies, 2017. doi:10.1016/j.jbmt.2017.11.011.

43. L. Volkers, Y. Mechioukhi, B. Coste; *Piezo channels: from structure to function*; Springer-Verlag Berlin Heidelberg, 2014 July. doi:10.1007/s00424-014-1578-z.

44. M. A. McNiven, K. R. Porter; *Microtubule Polarity Confers Direction to Pigment Transport in Chromatophores*; The Journal of Cell Biology, Vol. 103, October 1986 1547-1555.

45. M. Arndt, T. Juffmann, V. Vedral; *Quantum physics meets biology*; HFSP Journal, 3:6, 386-400. doi:10.2976/1.3244985.

46. M. B. MacIver, D. L. Tanelian; *Free Nerve Ending Terminal Morphology is Fiber Type Specific for A☐ and C Fibers Innervating Rabbit Epithelium*; Journal of Neurophysiology Vol. 69 No. 5, 1993 May, 1779-1783.

47. M. J. Edwards, R. A. Adams, H. Brown, I. Pareés, K. J. Friston, *A Bayesian accounto of 'hysteria'*, Brain 2012: 135; 3495-3512. doi:10.1093/brain/aws129.

48. M. M. Halassa, T. Fellin, P. G. Haydon; *Tripartite synapses: roles for astrocytic purines in the control of synaptic physiology and behavior*; Neuropharmacology, September 2009; 57(4): 343-346. doi:10.1016/j.neuropharm.2009.06.031.

49. M. Rivard, M. Laliberté, A. Bertrand-Grenier, C. Harnagea, C. P. Pfeffer, M. Valliéres, Y. St-Pierre, A. Pignolet, M. A. El Khakani, F. Légaré; *The structural origin of second harmonic generation in fascia*; Biomedical Optics Express Vol. 2 No. 1, 2011 January, 26-36.

50. M. T. Turvey, S. T. Fonseca; *The Medium of Haptic Perception: A Tensegrity Hypothesis*; Journal of Motor Behavior, Vol. 46, No. 3, 2014.

51. N. Barvitenko, A. Lawen, M. Aslam, A. Pantaleo, C. Saldanha, E. Skverchinskaya, M. Regolini, J. A. Tuszynski; *Integration of intracellular signaling: Biological analogues of wires, processors and memories organized by a centrosome 3D reference system*; BioSystems, 2018. doi:10.1016/j.biosystems.2018.08.007.

52. N. S. Shenck, J. A. Paradiso; *Energy Scavenging with Shoe-Mounted Piezoelectrics*; IEEE MICRO, 2001 may-june, 30-42.

53. N. Wang, D. E. Ingber; *Control of Cytoskeletal Mechanics by Extracellular Matrix, Cell Shape, and Mechanical Tension*; Biophysical Journal Vol. 66, 1994 June, 2181-2189.

54. N. Wang, J. D. Tytell, D. E. Ingber; *Mechanotransduction at a distance: mechanically coupling the extracellular matrix with the nucleus*; Nature Reviews - Molecular Cell Biology, Vol. 10, 2009 January, 75-82.

55. P. Tozzi; *A Unifying Neuro-Fasciagenic Model of Somatic Dysfunction - underlying mechanisms and treatment - PART I*; Journal of Bodywork and Movement Therapies, 2015 April; 19(2):310-26. doi:10.1016/j.jbmt.2015.01.001.

56. R. Connelly, A. Back; *Mathematics and Tensegrity*; American Scientist, Vol. 86, 1998 March-April, 142-151.

57. R. H. Watkins, J. Wessberg, H. Backlund Wasling, J. P. Dunham, H. Olausson, R. D. Johnson, R. Ackerley; *Optimal delineation of single C-tactile and c-nociceptive afferents in humans by latency slowing*; Journal of Neurophysiology Vol. 117: 1608-1614, 2017. doi:10.1152/jn.00939.2016.

58. R. L. Swanson II; *Biotensegrity: A Unifying Theory of Biological Architecture With Applications to Osteopathic Practice, Education, and Research - A Review and Analysis*; JAOA, Vol. 113, 2013 January, 34-52.

59. R. Melzack; *Phantom limbs and the concept of a neuromatrix*; TINS, Vol. 13, No. 3, 1990, 88-92.

60. R. Paul Lee; *The Living Matrix: a Model for the Primary Respiratory Mechanism*; Explore 2008; 4:374-378, Elsevier Inc. 2008. doi:10.1016/j.explore.2008.08.003

61. S. Chaaban, G. J. Brouhard; *A microtubule bestiary: structural diversity in tubulin polymers*; Molecular Biology of the Cell, November 1, 2017; Vol. 28; 2924-2930. doi:10.1091/mbc.E16-05-0271.

62. S. Hameroff; Quantum Walks in Brain Microtubules - *A Biomolecular Basis for Quantum Cognition?*; Topics in Cognitive Science 6, 2014, 91-97. doi:10.1111/tops.12068.

63. S. Huang, D. E. Ingber; *Cell tension, matrix mechanics, and cancer development*; Cancer cell, 2005 September, 175-176.

64. K. Friston, *The free-energy principle: a rough guide to the brain?*; Trends in Cognitive Science Vol. 13 No. 7, 2009. doi:10.1016/j.tics.2009.04.005.

65. S. M. Levin; *Our Internal Universe*; Journal of Motor Behavior, Vol. 46 No. 3, 2014.

66. S. Na, O. Colin, F. Chowdhury, B. Tay, M. Ouyang, Y. Wang, N. Wang; *Rapid signal transduction in living cells is a unique feature of mechanotransduction*; PNAS, Vol. 5 No. 18, 2008 May, 6626-6631. doi:10.1073/pnas.0711704105.

67. S. Priya; *Advances in energy harvesting using low profile piezoelectric transducers*; J. Electroceram, 2007, 19:165:182. doi:10.1007/s10832-007-9043-4.

68. S. S. Ranade, R. Syeda, A. Patapoutian; *Mechanically Activated Ion Channels*; Neuron 87, 2015 September, 1162-1178. doi:10.1016/j.neuron.2015.08.032.

69. V. M. Frymann; *The Collected Papers of Viola M. Frymann: Legacy of Osteopathy to Children*; Hollis Heaton King; 1998.

70. T. Fellin, M. M. Halassa, M. Terunuma, F. Succol, H. Takano, M. Frank, S. J. Moss, P. G. Haydon; *Endogenous nonneuronal modulators of synaptic transmission control cortical slow oscillations in vivo*; PNAS, September 1, 2009, 15037-15042. doi:10.1073/pnas.0906419106.

71. T. P. Lele, C. K. Thodeti, D. E. Ingber; *Force Meets Chemistry: Analysis of Mechanochemical Conversion in Focal Adhesions Using Fluorescence Recovery After Photobleaching*; Journal of Cellular Biochemistry 97: 1175-1183, 2006. doi:10.1002/jcb.20761.

72. V. Gómez Jáuregui; *Controversial Origins of Tensegrity*; Proceedings of the International Association for Shell and Spatial Structures (IASS) Symposium 2009, Valencia, 1642-1652.

73. W. G. Sutherland; *The Cranial Bowl*; JAOA, Vol 100, September 2000, 9:568-573.

74. X. Elorza-Vidal, H. Gaitán-Peñas, R. Estévez; *Chloride Channels in Astrocytes: Structure, Roles in Brain Homeostasis and Implications in Disease*; Int. J. Mol. Sci. 2019, 20, 1034. doi:10.3390/ijms20051034.

Libros

75. Adah Strand Sutherland; *Los dedos que piensan*; Cranial Academy; www.fulcrumosteopatia.com

76. Alla Rosenfeld, Norton T. Dodge; *Art of the Baltics: The Struggle for Freedom of Artistic Expression under the Soviets, 1945-1991*; Wilsted and Taylor, 2002.

77. Andrew T. Still, *Autobiography of Andrew T. Still*, Forgotten Books, London, U.K., 2018.

78. Andrew T. Still, *Philosophy of Osteopathy*, Edward Brothers Inc., Ann Arbor, Michigan, USA, 1899.

79. Fritjof Capra; *El punto crucial: Ciencia, sociedad y cultura naciente*; Ed. Troquel, 1992, Buenos Aires, Argentina.

80. Fritjof Capra; *El Tao de la Física*; Ed. Sirio, 2009, Buenos Aires, Argentina.

81. James S. Trefil; *De los átomos a los Quarks*; Salvat Editores, Barcelona, 1985.

82. John E. Upledger; *Liberación Somatoemocional*; Paidobro, 2015.

83. John O'Brien; *John Martin Littlejohn: An enigma of Osteopathy*; Anshan Ltd, London, U.K., 2016.

84. Jon Parsons, Nicholas Marcer; *Osteopatía: Modelos de diagnóstico, tratamiento y práctica*; Elsevier, 2007.

85. Kenneth Snelson; *Tensegrity, Weaving and the Binary World: Newton's Third law and the duality of forces*; http://kennethsnelson.net

86. Thomas G. Dummer; *A textbook of Osteopathy*; JoTom, 1999.

Videos

87. Brusspup Illusions and science; brusspup; *Amazing Resonance Experiment!*; https://www.youtube.com/watch?v=wvJAgrUBF4w

88. Enric Fernández Gel; Adictos a la Filosofía; *Contra el Cientificismo. 5 argumentos dicisivos (te los explico)*; https://youtu.be/GsWoN320x_E

89. Fred Villalba Díaz; Fred Villalba Díaz; *Ondas estacionarias*; https://youtu.be/kvwgGE09YlE

90. Fulcrum Osteopatía; Fulcrum Osteopatía; *La Osteopatía de A. T. Still y los Nativos Americanos*; https://www.youtube.com/watch?v=kvqcag-2xbA

91. Javier Santaolalla; Date un Vlog; *Hoy Sí que vas a entender la entropía*; https://youtu.be/ttjM-dMPddY

92. Javier Santaolalla; Date un Vlog; *Quítatelo de la cabeza: ¡¡LAS FUERZAS NO EXISTEN!!*; https://youtu.be/NKy4CnxOFrc

93. Javier Santaolalla; Date un Vlog; *El Modelo Estándar: las 4 fuerzas que gobiernan el Universo*; https://youtu.be/crFx3qKFsXI

94. Javier Santaolalla; Date un Vlog; *Platón y la función de onda ¿qué tienen que ver?*; https://www.youtube.com/watch?v=Xw5Rtk_mIk8

95. Javier Santaolalla; Date un Voltio; *¿Qué son los ORDENADORES CUÁNTICOS?*; https://youtu.be/035rUtCPKWU

96. Jean-Claude Guimberteau; UKyOrtho; *Strolling under the Skin*; https://www.youtube.com/watch?v=eW0lvOVKDxE&t=285s

97. Khan Academy; KhanAcademyEspañol; *Ondas estacionarias en tubos. Parte 1 | Física | Khan Academy en Español*; https://youtu.be/1I9EKDhn82A

98. Khan Academy; KhanAcademyEspañol; *Ondas estacionarias en tubos. Parte 2 | Física | Khan Academy en Español*; https://youtu.be/R19iYKHNSJo

99. Martí Montferrer; CdeCiencia; *¿Por qué nos gusta la música? (ft. Jaime Altozano)*; https://youtu.be/si-jXKZ7LGc

www.ingramcontent.com/pod-product-compliance
Lightning Source LLC
Chambersburg PA
CBHW071151130726
47998CB00002B/472